Inhalt

EINFÜHRUNG ... 7

GRAINS ... 11

- Hausgemachte 4-Korn-Hühnersuppe ... 11
- Rustikales Korngetreide ... 11
- Weizenbrot mit Treber ... 12
- Zucchini-Bananen-Mehrkornbrot ... 13
- Gebackener Körnerpilaw ... 14
- AIP Frühstück Tapioka-Brei (getreidefrei und Paleo) ... 15
- Cranberry-Pekannuss-Mehrkorn-Füllung ... 16
- Pikanter Vollkorn- und Gemüsesalat ... 17
- Käsige getreidefreie Protein-Muffins ... 18
- Frühstückskekse aus Vollkorn ... 19
- Getreidefreie holländische Babies ... 20
- Vollkornpfannkuchen mit frischem Obst ... 21
- Körnerfreie Hähnchentender ... 22
- Einfaches getreidefreies nussiges Müsli ... 23
- Vollkorn-Nuss-Pfannkuchen aus Weizen ... 24

BOHNEN UND LINSEN ... 25

- Salat aus Linsen, Quinoa und Mungobohnen ... 25
- Jakobsmuscheln mit Rucola, Linsen und Butterbohnen ... 26
- Curry mit Spinat, roten Linsen und Bohnen ... 27
- Linsen-Tacos ... 28
- Linsen mit Chorizo ... 29
- Sonnige Linsen ... 30
- Kolumbianische Linsen ... 31
- Möhren und Linsen ... 32
- Huhn und Linsen ... 33

Linsen-Hummus ... 34
Linsensuppe ... 35
Bohnen, Bohnen und Bohnen ... 36
Linsen mit Tomaten ... 37
Currylinsen ... 38
Linsen und Spinat ... 39
EIER ... 40
Kinderleichte pochierte Eier ... 40
Rührei aus der Mikrowelle ... 41
Teufels-Eier ... 41
Geraffte Eier ... 42
Omelette mit grünen Eiern und Haschisch ... 43
Einfach gute Eier ... 44
Pochierte Eier Caprese ... 45
Eingelegte Eier III ... 46
Indisches Rührei ... 47
Rührei mit Schinken, Basilikum und Feta ... 48
Deviled Eggs mit SPAM und Speck ... 48
Süße Teufels-Eier ... 49
Curry-Teig-Eier ... 50
FLEISCH UND GEFLÜGEL ... 52
Spezielle Honig-BBQ-Sauce ... 52
Chris' Kraut ... 52
Rindfleisch-Yakitori ... 53
Ukrainische Salat-Vinaigrette (Rüben-Salat) ... 54
Tomaten-Zucchini-Auflauf ... 55
Tom's Down To The Bone Schweinekoteletts! ... 56
Hähnchenschenkel mit Hoisin-Glasur ... 57
Mit Limette glasierte Lammkeule ... 58

Südwest-Strata ... 59
Geflügelgewürz ... 60
Chef Johns Ente, Wurst und Krabben-Gumbo ... 60
Vegetarisches Chili ... 63
Leichte vegetarische Spinat-Lasagne ... 63
Leichte vegetarische Füllung ... 65
Vegetarische Soße ... 66
Einfacher vegetarischer Tomatenauflauf ... 67
Vegetarische Pilzsoße ... 68
Herzhafte vegetarische Cashew-Kartoffeln ... 69
Herzhafte vegetarische Enchilada-Suppe ... 70
Vegetarischer Borschtsch ... 71
Vegetarischer Hoppin' John ... 72
Rauchige vegetarische Kartoffelsuppe ... 73
Vegetarische Tortilla-Suppe mit Avocado ... 74
Vegetarische gebratene Bohnen ... 75
Vegetarische Auberginen-Frikadellen ... 76
GEMÜSE ... 77
Leicht gebratenes Gemüse ... 77
Gewürfelter Kartoffelauflauf mit Gemüse ... 78
Rindfleisch mit Gemüse ... 79
Gegrilltes Gemüse mit Balsamico-Essig ... 80
Schnelles mediterranes Gemüse ... 81
Leichtes gegrilltes Gemüse ... 81
Gebratenes Gemüse ... 83
Kaisergemüse und Nudeln ... 84
Deftiger Puteneintopf mit Gemüse ... 85
Gebratenes Rosmarin-Huhn und Gemüse ... 86
Gebratenes indisch gewürztes Gemüse ... 87

Pikant geröstetes Gemüse ... 88
Briam (Griechisches Mischgemüse in Tomatensoße) ... 89
Kreolisches Gemüse ... 90
Heilbutt mit Gemüse ... 91
SAUCES ... 92
Gorgonzola-Sahne-Sauce ... 92
Muttis Hirsch-Barbeque-Sauce ... 93
Ganz besondere Spaghetti-Sauce ... 94
Sahnesoße mit Kräutern und ohne Milchprodukte ... 95
Jakobsmuscheln mit Weißweinsoße II ... 96
Extra-knusprige Brathähnchenstreifen ... 97
Hausgemachte Hoisin-Soße ... 98
Nudelsoße mit italienischer Wurst ... 99
Tomatenfreie Tomatensoße ... 100
Butternusskürbis-Pastasoße ... 101
Gurken-Tomatensoße ... 102
Gochujang-Soße ... 103
Glutenfreie Alfredo-Soße ... 103
Lammkarree mit Erdbeer-Minz-Sauce ... 104
Chef Johns Romesco-Sauce ... 106
Chimichurri-Soße ... 107
KNUSPRIGE UND CREMIGE TOPPINGS ... 108
Kürbisauflauf mit knusprigem Pekannussbelag ... 108
Cremiger und knuspriger Thunfischsalat Supreme ... 109
Knackiger Kopfsalat ... 110
Knuspriges Beerenparfait ... 111
Knuspriges Granola-Frühstücksmüsli ... 111
Julies knuspriger Kartoffelsalat ... 112
Knusprige Süßkartoffel-Pfannkuchen ... 114

Knusprige Pekannuss-Toffee-Kekse....115
Knusprige Pekannuss-Kekse....116
Knusprige Ranch-Hühnchentender....117
Knusprige Dattelrunden....118
Knackiger Römischer Salat....118
Kombinationsrezepte (unterteilt in Mittagessen, Abendessen und Frühstück)....120
Hausgemachte Lunch-Kombination....120
Frühstück zum Abendessen....121
Frühstück zum Abendessen Auflauf....122
Leckere Haferflockenkekse mit Schokoladensplittern....123
Zimt-Rosinen-Erdnussbutter-Sandwich....124
Spinat-Karotten-Quiche....125
Schulmittagessen Bagel-Sandwich....126
Lunch Wrap mit übrig gebliebenem Lachs....127
Lunch Wraps zum Vorbereiten....128
Schinken-Käse-Omelett-Auflauf....129
Orangen-Lunchbox-Kekse....130
Einfaches Gorgonzola-Tofu-Rührei....131
Catelli Bistro Grünkohl-Caesar-Nudelsalat....132
Mais-Tortilla-Quiche....133

EINFÜHRUNG

Möchten Sie gesündere und stressfreiere Mahlzeiten zubereiten, Ihr Mittagessen verbessern und Mahlzeiten finden, die Sie meist im Voraus zubereiten können? Dann sind Schüsseln genau das Richtige für Sie! Das Schöne an einer Schüssel ist ihre Vielseitigkeit, und dieses Buch hilft Ihnen, 200 interessante Schüsseln zu kreieren, die eine Vielzahl von Aromen und Texturen enthalten, von einer Harvest Bowl bis zu einer Pork Mojo Quinoa Bowl, und das alles mit weniger Vorbereitungsaufwand, damit sie zwanglos sind und Spaß machen. Wo fangen Sie an? Wählen Sie Ihre Basis - wir haben Kapitel über Getreide, Nudeln, Grünzeug und Brühen - und sehen Sie sich dann so unterschiedliche Optionen wie Seared Tuna Poke Bowl, Green Fried Rice Bowl, Indian-Spiced Chicken Zoodle Bowl und Vietnamese Beef Pho an. Die Komponenten in den Rezepten sind häufig austauschbar. Wenn Sie also vorgekochte Körner oder ein Brathähnchen zur Hand haben, können Sie diese Lebensmittel einfach austauschen. (Tipp für das Mittagessen: Die meisten Komponenten der Schüssel können auch am Vortag zubereitet und transportiert werden).

Haben Sie Lust zu improvisieren? In unserer Rubrik Bowl Basics finden Sie 100 Komponenten, von Quinoa Pilaf bis zu schnell eingelegten Karottenbändern. Unsere lebendige Rüben-Tzatziki-Soße oder der knusprige Bohnensamen-Krokant sind vielleicht genau das Richtige, um Ihre improvisierte Schüssel in etwas Besonderes zu verwandeln, und alles kann im Voraus zubereitet und aufbewahrt werden. Sie möchten sich vegetarisch, vegan oder glutenfrei ernähren? Hier finden Sie eine Vielzahl von Optionen sowie vollständige Nährwertangaben für jedes Rezept.

Aus frischen, echten Lebensmittelzutaten lassen sich umwerfende Frühstücke, Mittagessen, Abendessen und Desserts zaubern, die man jederzeit genießen kann. Gefüllt mit köstlichen und nährstoffreichen Zutaten, helfen Ihnen diese gesunden und ausgewogenen Schüsseln dabei, den Tag zu meistern, egal ob es um Gewichtsmanagement, Lebensmittelallergien, Bequemlichkeit oder Geschmack geht.

Bowls sind wegen ihrer praktischen Tragbarkeit sehr beliebt und bieten eine clevere Möglichkeit, Ihre Lieblingszutaten zu mischen. Entdecken Sie, wie einfach es ist, innovative Rezepte für jede Ernährungsweise zu kreieren, egal ob Sie glutenfrei, vegetarisch, vegan oder Paleo sind. Mit über 200 Rezepten ist wirklich für jeden etwas dabei. Zu den Rezepten gehören pflanzliche, vegetarische und vegane Optionen, Paleo-freundliche und sportliche Bowls, die Ihnen Energie geben, Ihr Training unterstützen und Ihnen bei der Erholung helfen.

Entdecken Sie die frischen und schmackhaften Gerichte in unserem neuesten Kochbuch Super Bowls. Es enthält köstliche Alltagsgerichte, die Sie direkt aus einer Schüssel genießen können - einfach, unkompliziert und sehr bequem. In diesem Kochbuch finden Sie alles, vom einfachen Frühstück über leckere Körnerschüsseln bis hin zum gemütlichen Essen, das Sie auf der Couch genießen können.

Eine Vielzahl von Schüsselgerichten zu kochen, muss nicht mit viel Aufwand, mehreren Kochbüchern und Rätselraten verbunden sein. Hier ist der Schlüssel zu einem köstlichen Abend.

Die Menschen lieben die Bowl-Küche, aber nur wenige bereiten sie selbst zu. Das Bowl-Kochbuch für Anfänger vermittelt die grundlegenden Techniken und Rezepte, mit denen Sie köstliche, authentische Gerichte zubereiten können, die Sie zu Hause mit Freunden und Familie genießen können - ohne dass Sie dafür viel Zeit und Geld investieren müssen.

- In diesem Buch können Sie entdecken:
- Fantastische Rezepte, perfekt für Schüsseln
- Zutaten, Kochzeit und Anleitungen
- Tipps und Tricks für Anfänger
- und vieles mehr

One Bowl Meals ist die perfekte Lösung für stressige Mahlzeiten unter der Woche und bietet Ideen für schmackhafte, nährstoffreiche Mahlzeiten in einer einzigen Schüssel. Dieses handliche Buch enthält mehr als 200 international inspirierte Rezepte und zusätzlich 30 weitere für Reis, Pickles, Salate, Toasts, Pestos und Dressings, die jede Mahlzeit in einer Schüssel abrunden. Eine einfache Anleitung führt die Leser in die Zusammenstellung von Zutaten für optimalen Geschmack, Textur und Nährwert ein.

WAS IST EINE POWERBOWL?

Wenn Sie noch nie von diesem neuen Trend gehört haben, machen Sie sich keine Sorgen - es ist ganz einfach, sie zu beherrschen. Eine Power Bowl, auch bekannt als "Buddha Bowl", ist im Grunde nur eine Schüssel, die mit all deinen Lieblingszutaten gefüllt ist. Sie ähneln einem zusammengestellten Salat, enthalten aber nährstoffreiche Körner und Proteine, die sie sättigender und zufriedenstellender machen. Eine Power Bowl soll Ihnen helfen, mit viel Energie durch den Tag zu kommen.

Eine Power-Bowl besteht aus einer grünen Basis, Körnern, Ihrem Lieblingsgemüse, Eiweiß, gesunden Fetten, einem leckeren Dressing und einem Topping, das Ihr Herz begehrt. Sie können sie bis zur Perfektion personalisieren! Sie ist auch eine großartige Option für die Vorbereitung von Mahlzeiten - alle Zutaten können im Voraus zubereitet werden und jederzeit und überall zubereitet werden.

Grüne Basis

Viele Power-Bowl-Rezepte verwenden Getreide als Basis, und obwohl Getreide ein wesentlicher Bestandteil der Bowl ist, verdient auch Grünzeug seinen Platz. Blattgemüse macht satt, gibt Energie und ist eine tolle Möglichkeit, dem Teller Volumen und Farbe zu verleihen.

Beginnen Sie Ihre Bowl mit einer großen Handvoll Blattgemüse

- Spinat
- Rucola
- Grünkohl
- Kopfsalat
- Mangold
- Bok Choy

Tipp: Sparen Sie etwas Zeit, indem Sie eine vorgewaschene Mischung kaufen, z. B. eine Frühlingsmischung, geschredderten Kohl, gehacktes Grünzeug oder sogar Zoodles!

Power Bowls: Vier Gesundheitstipps

Für Sportler und aktive Menschen ist die Ernährung der Schlüssel, um in Form zu bleiben und persönliche Bestleistungen zu verbessern. Die richtige Ernährung hängt vom Grad der körperlichen Aktivität und den Zielen ab, aber eines ist immer gleich: Am besten ist es, frische Produkte und hausgemachte Mahlzeiten zu bevorzugen und extrem verarbeitete Lebensmittel zu vermeiden. Mit dieser Routine werden Zucker, Salz sowie gesättigte und Transfette auf ein Minimum reduziert.

Schwer zu bewerkstelligen? Nicht unbedingt.

Power-Bowls, der kulinarische Trend dieses Jahres, machen Ihr aktives Leben leichter: Sie sind nahrhaft, frisch und so abwandelbar, dass sie jeden Geschmack treffen. Außerdem sind sie super einfach zuzubereiten.

Um ein optimales Ergebnis in Bezug auf Geschmack und Portionen zu erzielen, empfehlen wir Ihnen, Folgendes zu beachten:

Achten Sie darauf, dass die Zutaten ausgewogen sind

Einer der Hauptvorteile von Power Bowls ist, dass sie abwechslungsreiche Lebensmittel aus mehreren Lebensmittelgruppen enthalten. Für ein perfektes Gleichgewicht sollte Ihre Power Bowl Folgendes enthalten:

25 % Körner: Gerste, Quinoa, brauner Reis, Vollkorn-Couscous, usw. Getreide bildet die Grundlage Ihrer Power Bowl und gibt Ihnen Energie.

35 % Gemüse in möglichst vielen verschiedenen Farben, um die Vitamine und Mineralstoffe zu erhalten!

15 % Eiweiß, pflanzlich oder tierisch, z. B. Tempeh, Hähnchen, Lachs, Tofu oder Bohnen, um die Muskeln zu ernähren.

10% Dressing für den Zusammenhalt. Achten Sie auf die richtige Menge und darauf, dass das Dressing nicht nur aus Fett wie Öl oder Mayonnaise besteht, sondern auch andere Zutaten wie Essig oder feine Kräuter enthält. Fügen Sie nicht zu viel Salz hinzu.

30 % Extras: Pita-Chips, Chia-, Hanf- und Leinsamen sind alles Optionen, die Sie für einen Schub guter Fette und eine tolle Textur entdecken können.

Kleine Portionen zubereiten

Power Bowls haben eine gewisse Ästhetik, die Sie vielleicht dazu verleitet, sie in großen Schüsseln zuzubereiten. Die Gefahr dabei ist, dass Sie mehr essen, als Sie brauchen, und zu viel Energie aufnehmen. Das kann zu Blähungen führen, die Konzentration erschweren oder schläfrig machen. Langfristig führt diese übermäßige Kalorienzufuhr direkt zu einer Gewichtszunahme. Wenn eine Mahlzeit gesund aussieht, neigen wir dazu, zu viel zu essen.

Die Lösung ist einfach: Machen Sie Power Bowls in kleineren Schüsseln und beginnen Sie mit kleineren Portionen - Sie können immer noch einen Nachschlag oder einen Snack zwischendurch essen, wenn Sie noch Hunger haben. Es ist besser, öfters kleinere Portionen zu essen.

Genießen Sie die Abwechslung!

Der Nährwert jeder Power Bowl ist unterschiedlich, je nach den verwendeten Zutaten. Am besten variieren Sie Ihre Rezepte und probieren so viele Zutaten wie möglich aus. Die Abwechslung hält Sie bei der Stange und versorgt Sie mit verschiedenen Vitaminen, Fetten und Antioxidantien.

Nutzen Sie Ihre Experimente, um Zutaten auszuprobieren, die Sie seltener verwenden, und um pflanzliche Proteine wie Linsen, Tofu oder Tempeh in Ihre Ernährung zu integrieren. Ihre Auswirkungen auf die Umwelt sind weitaus weniger schädlich als die von tierischem Eiweiß.

Passen Sie Ihre Schüssel für die Zeit vor oder nach dem Training an

Wenn Sie vor dem Training eine Power Bowl essen möchten, sollten Sie fetthaltige Lebensmittel wie Dressing, Avocado oder Nüsse vermeiden, da diese länger für die Verdauung brauchen. Vermeiden Sie Ballaststoffe, denn sie regen die Verdauung an (was während des Trainings nicht ideal ist). Verwenden Sie stattdessen Samen und Obst, da diese viel Energie enthalten. Wenn Sie Ihre Power Bowl nach dem Training essen, achten Sie darauf, dass sie reich an Kohlenhydraten ist und eine gute Proteinquelle darstellt.

Der Rest ist Ihrer Fantasie überlassen! Schauen Sie sich die Reste in Ihrem Kühlschrank an oder lassen Sie sich auf Instagram inspirieren, um Ihre Power Bowl-Fähigkeiten zu testen und neue Rezepte zu kreieren, die sowohl gesund als auch einfach sind.

Hausgemachte 4-Korn-Hühnersuppe

Portionen:4

Ausbeute:4 Portionen

Zutaten

- 1 Tüte Minute Multi-Grain Medley
- 1 (14,5 Unzen) Dose Hühnerbrühe
- 1 (10,5 Unzen) Dose kondensierte Hühnercremesuppe
- 1 Tasse gefrorenes gemischtes Gemüse
- 8 Unzen gekochtes Hühnerfleisch, gewürfelt

Zubereitung

1. Alle Zutaten in einem mittelgroßen Topf vermengen und zum Kochen bringen. Die Hitze reduzieren und 10 Minuten köcheln lassen.

Rustikales Korngetreide

Zubereitung:10 Minuten

Kochen:25 Minuten

Zusätzlich:10 Minuten

Insgesamt:45 Minuten

Portionen:6

Zutaten

- ½ Tasse Wasser
- ⅓ Tasse Weizenkörner

- 1 Teelöffel Butter
- 1 Tasse Stahl-Haferflocken
- ⅓ Tasse gehackte Pekannüsse
- ⅓ Tasse gehackte Mandeln
- 3 Tassen kochendes Wasser
- 1 Tasse gehackte getrocknete Äpfel
- ⅓ Tasse weißer Zucker, oder nach Geschmack
- 1 ½ Esslöffel gemahlener Zimt
- 1 Teelöffel Salz

Zubereitung

1. 1/2 Tasse Wasser und Weizenbeeren in einen kleinen Topf geben und zum Kochen bringen. Den Topf abdecken, vom Herd nehmen und die Weizenbeeren etwa 10 Minuten lang einweichen lassen.
2. Butter in einem 2-Quart-Topf bei niedriger Hitze schmelzen; Haferflocken, Pekannüsse und Mandeln in der geschmolzenen Butter kochen und rühren, bis sie goldgelb und duftend sind, etwa 5 Minuten. Vorsichtig kochendes Wasser in die Nussmischung gießen; Weizenbeeren und getrocknete Äpfel hinzufügen. Topf abdecken und bei schwacher Hitze ohne Rühren kochen, bis die Weizenbeeren weich sind, etwa 20 Minuten; Zucker, Zimt und Salz einrühren.

Weizenbrot mit Treber

Zubereitung:10 Minuten

Backen:40 Minuten

Zusätzlich:2 Stunden 10 Minuten

Insgesamt:2 Stunden 60 Minuten

Portionen:12

Zutaten

- 1 ¼ Tassen Wasser
- 3 Esslöffel Honig

- 3 Esslöffel Butter, erweicht
- ¼ Tasse Biertreber
- 1 ½ Esslöffel Milchpulver
- 1 Teelöffel weißer Zucker
- 1 Teelöffel Salz
- ½ Tasse Roggenmehl
- 1 ½ Tassen Weizenvollkornmehl
- 1 ½ Tassen Brotmehl
- ¼ Tasse vitaler Weizengluten
- 1 Teelöffel aktive Trockenhefe

Zubereitung

1. Geben Sie die Zutaten in der vom Hersteller empfohlenen Reihenfolge in den Behälter des Brotbackautomaten. Wählen Sie den Vollkornzyklus und drücken Sie auf Start. Wenn Sie die Zeitschaltuhr verwenden, verringern Sie das Wasser um 1 Esslöffel.

Zucchini-Bananen-Mehrkornbrot

Portionen:12

Zutaten

- 1 Beutel Minute Multi-Grain Medley, ungekocht
- 1 Portion Antihaft-Kochspray
- 3 große Eier, leicht verquirlt
- ½ Tasse Zucker
- 1 reife Banane, zerdrückt
- 3 Esslöffel Pflanzenöl
- ¼ Tasse Milch
- 1 Teelöffel Vanilleextrakt
- 1 mittelgroße Zucchini, gerieben
- ½ Tasse Walnüsse, zerkleinert
- 2 Tassen Backmischung

Zubereitung

1. Ofen auf 400 Grad vorheizen. Mehrkornmischung nach Packungsanweisung zubereiten. Eine Kastenform mit Antihaft-Kochspray bestreichen.
2. In einer großen Schüssel Eier, Zucker und Banane verquirlen. Reis, Öl, Milch, Vanille, Zucchini (es sollten etwa 1 1/2 Tassen geriebene Zucchini sein) und Walnüsse unterrühren. Die Backmischung hinzufügen und rühren, bis alle Zutaten miteinander verbunden sind. Die Mischung in die vorbereitete Form gießen.
3. 45 Minuten backen, oder bis ein Zahnstocher in der Mitte sauber herauskommt.
4. 10 Minuten abkühlen lassen, dann aus der Form nehmen und auf einem Gitter abkühlen lassen.

Gebackener Körnerpilaw

Vorbereitung:15 Minuten.

Kochen:40 Minuten.

Gesamt:55 Minuten.

Portionen:8

Zutaten

- 1 Esslöffel Pflanzenöl
- 1 Zwiebel, gehackt
- 3 Stangen Staudensellerie, gehackt
- ½ Tasse gehackte Paprika
- ½ Tasse Maiskörner
- ¾ Tasse Hirse
- ¾ Tasse Quinoa
- 1 Teelöffel Salz
- 3 Tassen natriumarme Hühnerbrühe

Zubereitung

1. Den Ofen auf 350 Grad F (175 Grad C) vorheizen.
2. Öl in einer Pfanne bei mittlerer Hitze erhitzen; Zwiebel, Sellerie, Paprika und Mais im heißen Öl unter Rühren braten, bis sie weich sind, etwa 10 Minuten.

3. Zwiebelmischung, Hirse, Quinoa und Salz in einer 8x8-Zoll-Auflaufform vermischen; Hühnerbrühe angießen. Die Form mit Alufolie abdecken.
4. Im vorgeheizten Backofen backen, bis die Körner weich sind und die gesamte Flüssigkeit aufgesogen haben, etwa 30 Minuten.

AIP Frühstück Tapioka-Brei (getreidefrei und Paleo)

Vorbereitung:10 Minuten.

Kochen:31 Minuten.

Gesamt:41 Minuten.

Portionen:3

Zutaten

- Himbeer-Rhabarber-Soße:
- 1 Teelöffel Kokosnussöl
- 2 Tassen gefrorener, gehackter Rhabarber
- 1 Esslöffel Wasser, oder nach Bedarf (optional)
- 1 Tasse Himbeeren
- 1 Päckchen Stevia-Pulver, oder nach Geschmack (optional)

Brei

- 2 Tassen Wasser, oder nach Bedarf (optional)
- ¾ Tasse kleine Tapioka-Perlen
- ⅔ Tasse Kokosnussmilch
- 2 Datteln, entsteint und zerkleinert
- 1 Esslöffel Maca-Pulver (z. B. Organic Burst®)
- 1 Esslöffel Vanilleextrakt
- 1 Päckchen Stevia-Pulver, oder nach Geschmack (optional)

Zubereitung

1. Einen Topf mit Kokosnussöl einfetten und auf mittlere Hitze stellen; Rhabarber hinzufügen. Etwa 10 Minuten kochen, bis der Rhabarber anfängt, weich zu werden, bei Bedarf Wasser hinzufügen. Himbeeren und 1 Päckchen Steviapulver unter den Rhabarber rühren; kochen, bis die Soße glatt ist, 5 bis 10 Minuten.
2. Einen Topf bis zur Hälfte mit Wasser füllen und zum Kochen bringen; Tapioka hinzufügen. Bei mittlerer Hitze unter häufigem Rühren 1 Minute lang köcheln lassen. Die

Hitze auf niedrige Stufe reduzieren und weiter köcheln lassen, bis die Tapioka vollständig durchscheinend ist, 5 bis 8 Minuten.
3. Kokosmilch, Datteln, Maca-Pulver und Vanilleextrakt in einem Mixer pürieren, bis die Masse glatt ist.
4. Tapioka-Brei durch ein feinmaschiges Sieb abseihen und bei schwacher Hitze zurück in den Topf geben. Kokosnussmischung und 1 Päckchen Steviapulver unter den Brei rühren. Köcheln lassen, bis die Flüssigkeit aufgesogen ist, etwa 5 Minuten.
5. Den Brei in 3 Weingläser füllen und mit der Himbeer-Rhabarber-Sauce übergießen.

Cranberry-Pekannuss-Mehrkorn-Füllung

Zubereitung:10 Minuten

Kochen:5 Minuten

Zusätzlich:5 Minuten

Insgesamt:20 Minuten

Portionen:4

Zutaten

- 1 Esslöffel Olivenöl
- ½ Tasse gehackte Zwiebel
- ¼ Tasse gehackter frischer Staudensellerie
- ¼ Teelöffel Geflügelgewürz
- ½ Tasse getrocknete Cranberries
- 1 Tasse Hühnerbrühe
- 1 Beutel Minute Multi-Grain Medley, ungekocht
- ½ Tasse gehackte Pekannüsse, geröstet
- 1 Prise Salz und gemahlener schwarzer Pfeffer

Zubereitung

1. Öl in einem mittelgroßen Topf auf mittlerer Stufe erhitzen. Zwiebel und Sellerie hinzufügen und 2 Minuten braten. Geflügelgewürz, Cranberries und Brühe hinzufügen.

2. Zum Kochen bringen und die Mehrkornmischung einrühren. Abdecken, die Hitze reduzieren und 5 Minuten köcheln lassen.
3. Vom Herd nehmen und 5 Minuten ziehen lassen. Die Pekannüsse unterrühren und mit Salz und Pfeffer abschmecken, falls gewünscht.

Pikanter Vollkorn- und Gemüsesalat

Zubereitung:20 Minuten

Kochen:1 Stunde

Nachschlag:40 Minuten

Gesamt:1 Stunde 60 Minuten

Portionen:4

Zutaten:

- 3 Tassen Wasser
- 1 Tasse Vollkornhirse
- 2 Tomaten, gewürfelt
- 1 Rippe Staudensellerie, gehackt
- ½ kleine Zwiebel, gehackt
- ¼ Tasse gehackter Koriander, oder nach Geschmack (optional)
- 1 frische Jalapeno-Schote, entkernt und gehackt
- 1 Knoblauchzehe, zerdrückt
- 1 Tasse leichte italienische Salatsoße
- 2 Esslöffel Zitronensaft

Zubereitung

1. Wasser und Sorghum in einem kleinen Topf vermengen. Zum Kochen bringen; die Hitze auf mittlere bis niedrige Stufe reduzieren und zugedeckt kochen, bis die Hirse zart, aber bissfest ist, etwa 1 Stunde. Überschüssiges Wasser abgießen und abkühlen lassen, etwa 10 Minuten.

2. Sorghum in eine große Schüssel geben. Tomaten, Staudensellerie, Zwiebeln, Koriander, Jalapeno und Knoblauch hinzufügen und gut durchmischen. Italienisches Dressing und Zitronensaft unterrühren. Die Schüssel mit Plastikfolie abdecken und vor dem Servieren ca. 30 Minuten kühl stellen.

Käsige getreidefreie Protein-Muffins

Zubereitung:10 Minuten

Kochen:13 Minuten

Gesamt:23 Minuten

Portionen:12

Zutaten:

- 4 Eier
- ¼ Tasse Butter, geschmolzen
- ¼ Tasse Wasser
- ¼ Teelöffel Meersalz
- ⅓ Tasse Mandelmehl
- ¼ Tasse Leinsamenmehl
- ¼ Teelöffel Backpulver
- ¼ Tasse geschredderter Cheddar-Käse (wie Sargento Chef Blends Shredded 4 State Cheddar Cheese), plus mehr zum Bestreuen
- 2 Esslöffel gehackter frischer Thymian

Zubereitung

1. Backofenrost in die mittlere Reihe stellen. Den Ofen auf 350 Grad F (175 Grad C) vorheizen. 12 Muffinförmchen einfetten.
2. Eier, Butter, Wasser und Meersalz in einer Schüssel verrühren. Mandelmehl, Leinsamenmehl und Backpulver unter ständigem Rühren in die Eimischung sieben. Cheddar-Käse und Thymian hinzugeben und rühren, bis der Teig gut vermischt ist. Den

Teig in die vorbereiteten Muffinförmchen geben. Jeden Muffin mit etwas Cheddar-Käse bestreuen.
3. Im vorgeheizten Ofen backen, bis die Oberfläche goldgelb ist (13 bis 14 Minuten).

Frühstückskekse aus Vollkorn

Zubereitung:25 Minuten Kochen:10 Minuten

Zusätzlich:15 Minuten Insgesamt:50 Minuten Portionen:18

Zutaten:

- 1 Tasse Walnüsse
- 1 ½ Tassen altmodische Haferflocken (nicht Instant)
- ⅓ Tasse Weizenvollkornmehl
- ½ Tasse gemahlener Flachsschrot
- 1 Teelöffel Backpulver
- ½ Teelöffel Salz
- 1 Teelöffel gemahlener Zimt
- ½ Tasse Mandelbutter
- ¼ Tasse Rapsöl
- ¼ Tasse blauer Agavennektar
- ⅓ Tasse brauner Zucker
- 1 Ei
- 1 Teelöffel Vanilleextrakt
- ½ Tasse getrocknete Kirschen
- 1 Tasse halb-süße Schokoladenstückchen

Zubereitung

1. Den Ofen auf 375 Grad F (190 Grad C) vorheizen. Backbleche mit Pergamentpapier auslegen.
2. Die Walnüsse in einer Küchenmaschine mehrmals zerkleinern; weiter verarbeiten, bis die Walnüsse zu Mehl gemahlen sind; in eine Schüssel geben. Haferflocken, Weizenvollkornmehl, Flachsmehl, Backpulver, Salz und Zimt untermischen, bis alles gut vermischt ist.
3. Die Mandelbutter, das Rapsöl, den Agavendicksaft, den braunen Zucker, das Ei und den Vanilleextrakt in die Küchenmaschine geben und einige Sekunden lang verarbeiten, um die Zutaten gut zu vermischen; die Mandelbuttermischung in eine große Schüssel geben und die getrockneten Kirschen und Schokoladenstückchen unterheben. Die Walnuss-Haferflocken-Mischung unter die Mandelbutter-Mischung mischen (der Teig wird sehr dickflüssig sein).

4. Mit einem gehäuften Teelöffel Teig abnehmen und zu Kugeln formen; die Teigkugeln mit einem Abstand von ca. 5 cm auf die vorbereiteten Backbleche legen.
5. Im vorgeheizten Ofen backen, bis sie leicht gebräunt sind (8 bis 10 Minuten). Aus dem Ofen nehmen und die Kekse mit einem Spatel flach drücken. Lassen Sie die Kekse etwa 5 Minuten auf den Backblechen abkühlen, bevor Sie sie zum Abkühlen auf Gitterroste legen.

Getreidefreie holländische Babies

Zubereitung:10 Minuten

Kochen:25 Minuten

Gesamt:35 Minuten

Portionen:6

Zutaten

- ⅓ Tasse Butter
- 8 Eier
- 1 Tasse Kokosnussmilch
- ⅓ Tasse Pfeilwurzelpulver
- ¼ Tasse Kastanienmehl
- 1 Teelöffel Zitronenextrakt
- 1 (1 Gramm) Päckchen Stevia-Pulver
- ½ Teelöffel Meersalz

Zubereitung

1. Den Ofen auf 425 Grad F (220 Grad C) vorheizen. Butter in eine 9x13-Zoll-Auflaufform geben und in den Ofen stellen, bis die Butter schmilzt und anfängt, braun zu werden, etwa 5 Minuten.
2. Eier in einen Mixer geben und pulsieren, bis sie glatt sind; Kokosmilch, Pfeilwurzelpulver, Kastanienmehl, Zitronenextrakt, Steviapulver und Meersalz hinzufügen. 45 bis 60

Sekunden lang mixen, bis der Teig glatt ist. Den Teig über die gebräunte Butter in der Auflaufform gießen.

3. Im vorgeheizten Backofen backen, bis der Pfannkuchen in der Mitte fest ist und die Ränder leicht gebräunt sind, etwa 23 Minuten.

Vollkornpfannkuchen mit frischem Obst

Zubereitung:30 Minuten

Gesamt:30 Minuten

Portionen:4

Zutaten

- 1 Tasse Weizenvollkornmehl
- ¼ Tasse schnellkochende Haferflocken
- 2 Esslöffel fest verpackter brauner Zucker
- 1 ½ Teelöffel Backpulver
- ½ Teelöffel Salz
- ¾ Tasse fettfreie Milch
- ½ Tasse Egg Beaters Original
- ¼ Tasse fettarmer Joghurt
- 1 Esslöffel reines Wesson Rapsöl
- ½ Teelöffel Vanilleextrakt
- PAM Bio-Rapsöl Antihaft-Kochspray
- ¼ Tasse Honig
- 2 mittelgroße Bananen, geschält und in Scheiben geschnitten
- ½ Tasse frische Heidelbeeren
- 1 Esslöffel Reddi-wip Fat Free Dairy Whipped Topping

Zubereitung

1. Mehl, Haferflocken, Zucker, Backpulver und Salz in einer großen Schüssel mischen; beiseite stellen. In einer kleinen Schüssel Milch, Schneebesen, Joghurt, Öl und Vanille verrühren. Zur Mehlmischung geben; rühren, bis alles gut vermischt ist. (Nicht zu viel mixen, der Teig sollte noch leicht klumpig sein).
2. Grillplatte mit Kochspray einsprühen. Bei mittlerer Hitze erwärmen, bis sie heiß ist, oder eine elektrische Grillplatte auf 400 Grad F vorheizen. Für jeden Pfannkuchen etwa 1/4 Tasse Teig auf die heiße Platte gießen. 2 bis 3 Minuten backen oder bis sich oben Blasen bilden und die Unterseite goldbraun ist. Wenden und die andere Seite goldbraun backen. Den Vorgang mit dem restlichen Teig wiederholen.

3. Jede Portion mit 1 Esslöffel Honig beträufeln und mit frischem Obst belegen. Sofort servieren.

Körnerfreie Hähnchentender

Zubereitung:20 Minuten

Kochen:20 Minuten

Insgesamt:40 Minuten

Portionen:6

Zutaten

- 1 Tasse Mandelmehl
- 1 Tasse fein geriebener Parmesankäse
- ½ Teelöffel getrocknetes Basilikum, oder nach Geschmack
- ½ Teelöffel getrockneter Thymian, oder nach Belieben
- Salz und gemahlener schwarzer Pfeffer zum Abschmecken
- 1 ½ Pfund Hähnchenbrusthälften ohne Haut, ohne Knochen, in Streifen geschnitten
- ½ Tasse Butter, geschmolzen

Zubereitung

1. Den Ofen auf 375 Grad F (190 Grad C) vorheizen. Ein Backblech mit Alufolie auslegen.
2. Mandelmehl, Parmesankäse, Basilikum, Thymian, Salz und Pfeffer in einer Schüssel vermengen.
3. Die Hähnchenstreifen in die geschmolzene Butter tauchen; die Streifen in die Mandelmehlmischung drücken, bis sie vollständig bedeckt sind. Die bestrichenen Streifen auf das vorbereitete Backblech legen.
4. Im vorgeheizten Backofen auf der mittleren Schiene mindestens 20 Minuten backen, bis die Hähnchenstreifen goldbraun und in der Mitte nicht mehr rosa sind.

Einfaches getreidefreies nussiges Müsli

Zubereitung:15 Minuten

Kochen:1 Stunde 20 Minuten

Gesamt:1 Stunde 35 Minuten

Portionen:5

Zutaten

- ½ Tasse gehackte Mandeln
- ½ Tasse gehackte Mandeln
- ½ Tasse gehackte Pekannüsse
- ½ Tasse gehackte Cashewnüsse
- ¼ Tasse Pepitas (Kürbiskerne)
- ¼ Tasse Sonnenblumenkerne
- 2 Esslöffel Ahornsirup
- 2 Esslöffel leichtes Olivenöl

Zubereitung

1. Die gehackten Mandeln, Pekannüsse, Cashews, Pepitas, Sonnenblumenkerne, den Ahornsirup und das Olivenöl in einer Schüssel gut vermischen. Auf einem Backblech ausbreiten.
2. Im vorgeheizten Backofen backen, bis das Müsli locker und trocken aussieht, etwa 1 Stunde und 20 Minuten. Alle 20 Minuten umrühren. Vollständig abkühlen lassen, bevor es in einen luftdichten Behälter umgefüllt wird.

Vollkorn-Nuss-Pfannkuchen aus Weizen

Zubereitung:10 Minuten

Kochen:20 Minuten

Gesamt:30 Minuten

Portionen:6

Zutaten

- 1 ½ Tassen altmodische Haferflocken
- 1 ½ Tassen Weizenvollkornmehl
- 2 Teelöffel Backpulver
- 1 Teelöffel Backpulver
- ½ Teelöffel Salz
- 1 ½ Tassen Buttermilch
- 1 Tasse Milch
- ¼ Tasse Pflanzenöl
- 1 Ei
- ⅓ Tasse Zucker
- 3 Esslöffel gehackte Walnüsse (optional)

Zubereitung

1. Die Haferflocken in einem Mixer oder einer Küchenmaschine fein mahlen. In einer großen Schüssel gemahlene Haferflocken, Weizenvollkornmehl, Backpulver, Natron und Salz vermischen.
2. In einer anderen Schüssel Buttermilch, Milch, Öl, Ei und Zucker mit einem elektrischen Mixer verrühren, bis der Teig glatt ist. Mischen Sie die feuchten Zutaten mit ein paar schnellen Schlägen unter die trockenen. Nach Belieben Nüsse unterrühren.
3. Fetten Sie eine Pfanne oder einen Grill leicht ein und heizen Sie sie/ihn auf mittlere Hitze vor. 1/3 Tasse des Teigs in die heiße Pfanne geben und die Pfannkuchen 2 bis 4 Minuten pro Seite oder bis sie braun sind, backen.

BOHNEN UND LINSEN

Salat aus Linsen, Quinoa und Mungobohnen

Zubereitung:30 Minuten

Kochen:25 Minuten

Zusätzlich:9 Stunden

Gesamt:9 Stunden 55 Minuten

Portionen:8

Zutaten

- ½ Tasse getrocknete grüne Mungbohnen
- 4 Tassen Wasser, plus mehr zum Einweichen
- ½ Tasse grüne Linsen, abgespült
- 1 Lorbeerblatt
- 1 Tasse Quinoa, abgespült
- 2 Esslöffel frisch gepresster Zitronensaft
- 1 Esslöffel Zitronenschale
- 1 Esslöffel destillierter weißer Essig
- 1 Teelöffel Honig (optional)
- 1 Teelöffel Salz
- gemahlener schwarzer Pfeffer zum Abschmecken
- ⅓ Tasse leichtes Olivenöl
- ½ englische Salatgurke, gewürfelt
- 1 Roma-Tomate, gewürfelt
- ½ rote Paprika, in 1/2-Zoll-Stücke geschnitten
- ½ Tasse gehackte grüne Zwiebeln
- ½ Tasse gehackte frische Petersilie

Zubereitung

1. Mungobohnen in ein großes Gefäß geben und mit einigen Zentimetern kühlem Wasser bedecken; 8 Stunden bis über Nacht einweichen lassen.
2. 2 Tassen Salzwasser in einem mittelgroßen Topf zum Kochen bringen. Linsen und Lorbeerblatt zugeben und zugedeckt bei schwacher Hitze 18 bis 20 Minuten köcheln lassen. Abgießen und zum Abkühlen beiseite stellen.

3. In der Zwischenzeit Mungobohnen abtropfen lassen. 2 Tassen Salzwasser in einem kleinen Topf zum Kochen bringen. Mungobohnen hinzufügen, abdecken und bei schwacher Hitze 20 bis 25 Minuten köcheln lassen. Abgießen und zum Abkühlen beiseite stellen.
4. 2 Tassen Salzwasser und Quinoa in einem mittelgroßen Topf zum Kochen bringen. Die Hitze reduzieren und die Quinoa zugedeckt 15 bis 20 Minuten köcheln lassen, bis sie das gesamte Wasser aufgesogen hat. Vom Herd nehmen, abdecken und 5 Minuten lang dämpfen lassen. Zum Abkühlen beiseite stellen.
5. Zitronensaft, Schale, Essig, Honig, Salz und Pfeffer in den Boden einer großen Schüssel geben. Das Öl unter ständigem Rühren einträufeln, bis das Dressing glatt ist. Abgekühlte Linsen, Mungobohnen und Quinoa hinzufügen und umrühren. Gurke, Tomate, Paprika, Frühlingszwiebeln und Petersilie hinzugeben und unterrühren. Etwa 1 Stunde lang kühl stellen. Abschmecken und ggf. nachsalzen.

Jakobsmuscheln mit Rucola, Linsen und Butterbohnen

Zubereitung:15 Minuten

Kochen:10 Minuten

Gesamt:25 Minuten

Portionen:4

Zutaten

- 1 Pfund Jakobsmuscheln
- 2 Esslöffel Olivenöl
- 1 Teelöffel süßes Paprikapulver
- 1 Prise Cayennepfeffer
- Salz und frisch gemahlener schwarzer Pfeffer nach Geschmack
- 1 Knoblauchzehe, zerdrückt
- 1 Flasche (12 Unzen) Butterbohnen, abgespült und abgetropft
- 1 Zitrone, entsaftet
- ½ Teelöffel italienisches Gewürz
- 1 ½ Tassen gekochte Linsen
- 1 Tasse Rucola, oder nach Belieben

Zubereitung

1. Jakobsmuscheln, Olivenöl, Paprika, Cayennepfeffer, Salz und schwarzen Pfeffer in einer Schüssel vermengen, bis die Jakobsmuscheln vollständig bedeckt sind.

2. Erhitzen Sie eine antihaftbeschichtete Pfanne bei starker Hitze. Die Jakobsmuscheln in der heißen Pfanne braten, bis sie gebräunt sind, etwa 3 Minuten pro Seite. Die Hitze auf mittlere Stufe reduzieren und die Jakobsmuscheln in eine Schüssel geben.
3. In derselben Pfanne den Knoblauch unter Rühren ca. 30 Sekunden lang anbraten, bis er duftet. Butterbohnen, Zitronensaft und italienische Gewürze hinzufügen; kochen und rühren, bis die Bohnen leicht golden sind, 1 bis 2 Minuten. Gekochte Linsen und Rucola in die Pfanne geben; kochen und rühren, bis der Rucola zu welken beginnt, etwa 30 Sekunden.
4. Den Saft der Jakobsmuscheln aus der Schüssel über den Rucola gießen; die Jakobsmuscheln in die Linsenmischung rühren und etwa 1 Minute lang kochen, bis sie durch sind. Mit Salz und schwarzem Pfeffer würzen.

Curry mit Spinat, roten Linsen und Bohnen

Zubereitung:25 Minuten

Kochen:10 Minuten

Gesamt:35 Minuten

Portionen:4

Zutaten

- 1 Tasse rote Linsen
- ¼ Tasse Tomatenpüree
- ½ Becher (8 Unzen) Naturjoghurt
- 1 Teelöffel Garam Masala
- ½ Teelöffel gemahlener getrockneter Kurkuma
- ½ Teelöffel gemahlener Kreuzkümmel
- ½ Teelöffel Ancho-Chili-Pulver
- 2 Esslöffel Pflanzenöl
- 1 Zwiebel, gehackt
- 2 Knoblauchzehen, gehackt
- 1 (1 Zoll) Stück frische Ingwerwurzel, gerieben
- 4 Tassen locker verpackter frischer Spinat, grob gehackt
- 2 Tomaten, gehackt
- 4 Zweige frischer Koriander, gehackt
- 1 (15,5 Unzen) Dose gemischte Bohnen, abgespült und abgetropft

Zubereitung

1. Linsen abspülen und in einen Topf mit so viel Wasser geben, dass sie bedeckt sind. Zum Kochen bringen. Die Hitze auf niedrige Stufe reduzieren, den Topf abdecken und bei niedriger Hitze 20 Minuten köcheln lassen. Abgießen.
2. In einer Schüssel Tomatenpüree und Joghurt verrühren. Mit Garam Masala, Kurkuma, Kreuzkümmel und Chilipulver würzen. Rühren, bis die Masse cremig ist.
3. Öl in einer Pfanne auf mittlerer Stufe erhitzen. Zwiebel, Knoblauch und Ingwer einrühren und braten, bis die Zwiebel zu bräunen beginnt. Spinat einrühren und kochen, bis er dunkelgrün und verwelkt ist. Nach und nach die Joghurtmischung einrühren. Dann die Tomaten und den Koriander untermischen.
4. Linsen und gemischte Bohnen unter die Mischung rühren, bis sie gut vermischt sind. Etwa 5 Minuten durchwärmen.

Linsen-Tacos

Zubereitung:15 Minuten

Kochen:15 Minuten

Gesamt:30 Minuten

Portionen:4

Zutaten

Gewürzmischung

- 2 Teelöffel gemahlenes Ancho-Chili-Pulver
- 1 Teelöffel gemahlener Kreuzkümmel
- ½ Teelöffel gemahlener Koriander
- ½ Teelöffel getrockneter Oregano
- ½ Teelöffel Salz
- ¼ Teelöffel gemahlene Fenchelsamen

Füllung

- 2 Teelöffel Olivenöl
- 1 kleine Zwiebel, gehackt
- 2 Knoblauchzehen, fein gehackt
- 2 ½ Tassen gekochte braune oder grüne Linsen
- 3 Esslöffel Tomatenmark
- 2 Esslöffel Wasser, oder nach Bedarf

- 2 Chipotle-Chips aus der Dose in Adobo-Sauce, entkernt und gehackt
- 1 Teelöffel Adobo- oder scharfe Sauce

Tacos

- 8 (6 Zoll) vegane Mais- oder Mehltortillas
- 1 Tasse geschredderter Kopfsalat
- 1 Tasse gehackte Tomaten
- ¼ Tasse gehackter frischer Koriander
- 1 Tasse Guacamole
- 1 Limette, in 8 Spalten geschnitten

Zubereitung

1. Ancho-Chilipulver, Kreuzkümmel, Koriander, Oregano, Salz und Fenchel in einer kleinen Schüssel mischen.
2. Öl in einer großen Pfanne bei mittlerer bis hoher Hitze erhitzen. Zwiebel und Knoblauch unter gelegentlichem Rühren anbraten, bis sie leicht gebräunt sind, etwa 3 Minuten. Die Gewürzmischung hinzufügen und unter Rühren etwa 30 Sekunden lang rösten.
3. Die Hitze auf mittlere Stufe reduzieren und die gekochten Linsen, das Tomatenmark, ein paar Spritzer Wasser und die Chipotle-Paprika hinzufügen. Kochen, dabei mit einer Gabel leicht zerdrücken und bei Bedarf Wasser hinzufügen, bis die Linsen durcherhitzt sind und zusammenhalten, etwa 5 Minuten. Bei Bedarf mit zusätzlichem Salz und Adobo- oder scharfer Sauce würzen.
4. Tortillas in einer gusseisernen Pfanne bei mittlerer Hitze leicht rösten. Etwa 1/3 Tasse Füllung in der Mitte jeder Tortilla verteilen. Mit Salat, Tomaten und Koriander belegen. Mit Guacamole und Limettenspalten servieren.

Linsen mit Chorizo

Zubereitung:15 Minuten

Kochen:35 Minuten

Gesamt:50 Minuten

Portionen:5

Zutaten

- ½ Pfund trockene Linsen
- 1 Würfel Hühnerbrühe
- ½ (1 Pfund) mexikanische Chorizo, Darm entfernt und Fleisch zerkrümelt

- 6 Scheiben Speck
- 1 Roma-Tomate (Pflaume), gewürfelt
- 1 Tomatillo, gewürfelt
- 1 kleine weiße Zwiebel, gewürfelt
- 2 Knoblauchzehen, gehackt
- ½ Tasse Wasser
- ½ Bund Koriander, gehackt
- ⅛ Teelöffel Kreuzkümmel
- 5 Teelöffel zerbröckelter Cotija-Käse, geteilt
- 5 Teelöffel saure Sahne, aufgeteilt

Zubereitung

1. Linsen abspülen; in einen großen Topf geben. So viel Wasser in den Topf gießen, dass die Linsen etwa 5 cm bedeckt sind; den Hühnerbrühwürfel in den Topf geben. Zum Köcheln bringen; kochen, bis die Linsen gerade weich sind, etwa 20 Minuten.
2. Während die Linsen kochen, eine große Pfanne bei mittlerer bis hoher Hitze erhitzen. Die Chorizo 10 bis 15 Minuten lang braun braten. Aus der Pfanne nehmen. In der gleichen Pfanne den Speck leicht anbraten, bis er gar, aber noch weich ist, etwa 5 Minuten. Den Speck herausnehmen und das Fett in der Pfanne lassen. Speck hacken.
3. Tomate, Tomatillo, Zwiebel und Knoblauch im Speckfett etwa 5 Minuten weich kochen. Das Wasser und den Koriander einrühren und die Mischung in einen Mixer geben. Den Deckel des Mixers mit einem gefalteten Küchentuch festhalten und den Mixer vorsichtig in Gang setzen, um die Mischung in Bewegung zu bringen.
4. Das pürierte Gemüse, die gekochte Chorizo, den gekochten Speck und den Kreuzkümmel unter die Linsen und das Kochwasser rühren. Bei mittlerer Hitze rühren, bis es heiß ist, etwa 5 Minuten. In Schüsseln anrichten; jede Schüssel mit einem Teelöffel Cotija-Käse und einem Klecks saurer Sahne garnieren.

Sonnige Linsen

Zubereitung:15 Minuten

Kochen:25 Minuten

Gesamt:40 Minuten

Portionen:4

Zutaten

- 1 Esslöffel Olivenöl
- ⅓ Tasse Zwiebel, gehackt
- ⅓ Tasse gehackte grüne Paprika
- ⅓ Tasse gehackte rote Paprika
- 1 Esslöffel gehackter Knoblauch
- ½ Teelöffel getrockneter Estragon
- ¼ Teelöffel Currypulver
- Salz und gemahlener schwarzer Pfeffer zum Abschmecken
- 1 (15 Unzen) Dose kleine gewürfelte Tomaten im Saft
- ¾ Tasse rote Linsen
- 2 Esslöffel geschredderte gesüßte Kokosnuss
- Wasser

Zubereitung

1. Olivenöl in einer großen Pfanne bei mittlerer Hitze erhitzen. Zwiebel, grüne Paprika, rote Paprika, Knoblauch, Estragon, Currypulver, Salz und schwarzen Pfeffer hinzufügen; kochen und rühren, bis die Zwiebel weich ist, etwa 5 Minuten. Tomatenwürfel einrühren und die Suppe zum Köcheln bringen.
2. Rote Linsen und Kokosnuss in die Suppe rühren; gut vermischen. Die Suppe zugedeckt köcheln lassen und nach Bedarf Wasser hinzufügen, bis die Linsen weich sind (15 bis 20 Minuten).

Kolumbianische Linsen

Zubereitung:10 Minuten

Kochen:45 Minuten

Gesamt:55 Minuten

Portionen:3

Zutaten

- ½ Tasse Linsen
- 1 ½ Tassen Wasser
- 1 kleine Tomate, gewürfelt
- 1 kleine Zwiebel, gehackt
- 2 Teelöffel gemahlener Kreuzkümmel
- 1 Teelöffel Salz
- 1 Esslöffel Pflanzenöl
- 2 kleine gelbe Kartoffeln, gewürfelt

Zubereitung

1. Linsen, Wasser, Tomate, Zwiebel, Kreuzkümmel, Salz und Pflanzenöl in einem Topf bei mittlerer Hitze zum Kochen bringen. Unter Rühren kochen, bis die Linsen weich sind, etwa 30 Minuten. Die Kartoffeln hinzufügen und weitere 15 Minuten kochen, bis die Kartoffeln weich sind.

Möhren und Linsen

Zubereitung:15 Minuten

Kochen:45 Minuten

Nachschlag:30 Minuten

Gesamt:90 Minuten

Portionen:4

Zutaten

- 3 Esslöffel kaltgepresstes Olivenöl
- 1 Zwiebel, in dünne Scheiben geschnitten
- 1 Knoblauchzehe, gehackt
- 1 Pfund Möhren, in dünne Halbringe geschnitten
- 1 Esslöffel Tomatenmark

- ½ Teelöffel gemahlener Chilipfeffer
- ¼ Teelöffel Meersalz
- 3 Tassen Wasser
- 1 Tasse Linsen
- Salz und frisch gemahlener schwarzer Pfeffer zum Abschmecken
- ¼ Tasse griechischer Joghurt

Zubereitung

1. Das Öl in einer großen Pfanne bei mittlerer Hitze erhitzen; die Zwiebeln darin unter Rühren braten, bis sie leicht gebräunt sind (5 bis 10 Minuten). Knoblauch hinzugeben; kochen und rühren, bis er duftet, etwa 2 Minuten. Karotten, Tomatenmark, gemahlene Chilischote und Meersalz unter die Zwiebelmischung rühren; kochen und rühren, bis sie durcherhitzt sind, etwa 2 Minuten. Die Pfanne vom Herd nehmen.
2. Wasser und Linsen in einen Topf geben und zum Kochen bringen. Den Topf abdecken, die Hitze auf mittlere bis niedrige Stufe reduzieren und 30 Minuten lang köcheln lassen. Den Deckel abnehmen, die Hitze auf mittlere bis hohe Stufe erhöhen und die Karotten-Zwiebel-Mischung einrühren; kochen, bis die Flüssigkeit fast vollständig verdampft ist, etwa 2 Minuten länger. Karotten und Linsen mit Salz und Pfeffer würzen und auf Zimmertemperatur abkühlen lassen.
3. Karotten und Linsen mit einem Löffel griechischen Joghurt servieren.

Huhn und Linsen

Zubereitung:15 Minuten

Kochen:1 Stunde 15 Minuten

Gesamt:1 Stunde 30 Minuten

Portionen:6

Zutaten

- 1 Esslöffel Olivenöl
- 2 Pfund Hähnchenteile mit Knochen
- 1 große Zwiebel, fein gehackt
- 1 kleine Karotte, fein gehackt
- 2 Knoblauchzehen, fein gehackt

- ¾ Tasse getrocknete Linsen
- 1 (14 Unzen) Dose Hühnerbrühe
- ½ Teelöffel Salz
- 1 (10 Unzen) Dose Tomatensoße
- ½ Teelöffel getrockneter Rosmarin
- ½ Teelöffel getrocknetes Basilikum
- 1 Esslöffel Zitronensaft

Zubereitung

1. Das Öl in einer Pfanne bei mittlerer Hitze erhitzen und die Hähnchenteile 5 Minuten auf jeder Seite braten, oder bis der Saft klar austritt. Das Hähnchen aus der Pfanne nehmen und beiseite stellen.
2. Die Zwiebel in die Pfanne geben und 5 Minuten kochen, bis sie weich ist. Die Karotten und den Knoblauch untermischen. Die Linsen und die Brühe einrühren und mit Salz abschmecken. Zum Kochen bringen, abdecken, die Hitze reduzieren und 20 Minuten köcheln lassen.
3. Hähnchen wieder in die Pfanne geben. Zugedeckt 20 Minuten weitergaren. Wenn die Mischung zu trocken wird, etwas Wasser hinzufügen, um sie zu befeuchten.
4. Die Tomatensauce in die Pfanne geben. Mit Rosmarin und Basilikum würzen. Weitere 10 Minuten kochen, bis die Linsen weich sind. Zitronensaft einrühren und warm servieren.

Linsen-Hummus

Zubereitung:20 Minuten

Kochen:42 Minuten

Zusätzlich:40 Minuten

Gesamt:102 Minuten

Portionen:8

Zutaten

- 1 Tasse grüne Linsen
- 1 Teelöffel gemahlener Kurkuma

- ¼ Tasse kaltgepresstes Olivenöl, aufgeteilt
- 1 kleine gelbe Zwiebel, in dünne Scheiben geschnitten
- 4 Knoblauchzehen
- 1 Esslöffel gemahlener Kreuzkümmel
- 1 ½ Teelöffel gemahlener Kardamom
- 1 Teelöffel geriebener frischer Ingwer
- 2 Esslöffel gehackter Koriander, oder nach Belieben
- 1 ½ Teelöffel Zitronensaft

Zubereitung

1. Linsen in einen Topf geben und mit 2 Tassen heißem Wasser bedecken; etwa 30 Minuten einweichen lassen.
2. Linsen zum Kochen bringen und Kurkuma hinzufügen. Unter Abschöpfen der Oberfläche kochen, bis die Linsen weich sind, etwa 30 Minuten. Abgießen und abkühlen lassen.
3. 2 Esslöffel Olivenöl in einer großen Pfanne auf mittlerer Stufe erhitzen. Die Zwiebel hinzufügen und unter Rühren etwa 5 Minuten goldbraun braten. Knoblauch, Kreuzkümmel, Kardamom und Ingwer hinzugeben. 2 bis 3 Minuten kochen, bis sie duften. Vom Herd nehmen und abkühlen lassen, etwa 10 Minuten.
4. Die Zwiebelmischung zusammen mit den restlichen 2 Esslöffeln Olivenöl, Koriander und Zitronensaft unter die Linsen heben. In einen Mixer geben und pürieren, bis die Masse cremig ist.

Linsensuppe

Portionen:6

Ausbeute:6 Portionen

Zutaten

- 1 Zwiebel, gehackt
- ¼ Tasse Olivenöl
- 2 Karotten, gewürfelt
- 2 Stangen Staudensellerie, gehackt

- 2 Knoblauchzehen, gehackt
- 1 Teelöffel getrockneter Oregano
- 1 Lorbeerblatt
- 1 Teelöffel getrocknetes Basilikum
- 1 (14,5 Unzen) Dose zerdrückte Tomaten
- 2 Tassen trockene Linsen
- 8 Tassen Wasser
- ½ Tasse Spinat, abgespült und in dünne Scheiben geschnitten
- 2 Esslöffel Essig
- Salz zum Abschmecken
- gemahlener schwarzer Pfeffer nach Belieben

Zubereitung

1. In einem großen Suppentopf Öl bei mittlerer Hitze erhitzen. Zwiebeln, Karotten und Sellerie hinzugeben; kochen und rühren, bis die Zwiebeln weich sind. Knoblauch, Lorbeerblatt, Oregano und Basilikum einrühren; 2 Minuten kochen lassen.
2. Linsen einrühren und Wasser und Tomaten hinzufügen. Zum Kochen bringen. Die Hitze reduzieren und mindestens 1 Stunde lang köcheln lassen. Vor dem Servieren den Spinat einrühren und kochen, bis er welk wird. Essig unterrühren und mit Salz, Pfeffer und ggf. mehr Essig abschmecken.

Bohnen, Bohnen und Bohnen

Zubereitung:20 Minuten

Kochen:1 Stunde 10 Minuten

Gesamt:1 Stunde 30 Minuten

Portionen:12

Zutaten

- ¾ Pfund Speck
- 1 Pfund Rinderhackfleisch

- 2 große Zwiebeln, gewürfelt
- 1 (18 Unzen) Flasche Honig-Barbecue-Sauce
- 4 Dosen Schweinefleisch und Bohnen (à 15 Unzen)
- 1 (15 Unzen) Dose Kidneybohnen, abgespült und abgetropft
- 1 (15 Unzen) Dose Limabohnen, abgespült und abgetropft
- 1 (15 Unzen) Dose schwarze Bohnen, gespült und abgetropft
- ½ Tasse verpackter brauner Zucker
- 3 Esslöffel Apfelessig
- 1 Esslöffel Flüssigrauch-Aroma (optional)
- 1 Teelöffel Salz
- ½ Teelöffel gemahlener schwarzer Pfeffer

Zubereitung

1. Den Ofen auf 350 Grad F (175 Grad C) vorheizen.
2. Den Speck in eine große, tiefe Pfanne geben und bei mittlerer Hitze unter gelegentlichem Wenden etwa 10 Minuten lang braten, bis er gleichmäßig gebräunt ist. Die Speckscheiben auf einem mit Papiertüchern ausgelegten Teller abtropfen lassen. Abkühlen lassen und zerbröseln.
3. Das Rinderhackfleisch und die Zwiebeln in einer großen Pfanne bei mittlerer Hitze anbraten und umrühren, bis das Fleisch nicht mehr rosa ist, dabei das Fleisch beim Braten auflockern, etwa 10 Minuten. Überschüssiges Fett abgießen. Die Rindfleisch-Zwiebel-Mischung in einen großen Dutch Oven geben. Den zerbröckelten Speck, die Honig-Barbecue-Sauce, das Schweinefleisch und die Bohnen, die Kidneybohnen, die Limabohnen, die schwarzen Bohnen, den braunen Zucker, den Apfelessig, den Flüssigrauch, das Salz und den Pfeffer unterrühren.
4. Zugedeckt im vorgeheizten Ofen ca. 1 Stunde lang backen, bis es sprudelt.

Linsen mit Tomaten

Zubereitung:15 Minuten

Kochen:1 Stunde 15 Minuten

Gesamt:1 Stunde 30 Minuten

Portionen:4

Zutaten

- 1 Liter Wasser
- 1 Tasse trockene Linsen

- 3 Esslöffel Olivenöl
- 1 mittelgroße grüne Paprika, gewürfelt
- 1 mittelgroße Zwiebel, gehackt
- 2 ½ Tassen geschälte, entkernte und gehackte Tomaten
- Salz und Pfeffer zum Abschmecken

Zubereitung

1. In einem Topf das Wasser zum Kochen bringen und die Linsen einrühren. Die Hitze reduzieren und 20 Minuten köcheln lassen; abgießen.
2. Das Olivenöl in einer großen Pfanne bei mittlerer Hitze erhitzen und die grüne Paprika und die Zwiebel darin anbraten, bis sie weich sind. Die Tomaten untermischen und mit Salz und Pfeffer würzen. Die Linsen einrühren, die Hitze reduzieren und 25 bis 30 Minuten köcheln lassen, bis die Linsen weich sind.

Currylinsen

Zubereitung:20 Minuten

Kochen:20 Minuten

Gesamt:40 Minuten

Portionen:2

Zutaten

- ½ Tasse getrocknete Linsen
- 1 Tasse Wasser
- ¾ Tasse Kokosnusscreme aus der Dose
- 1 Esslöffel Currypaste
- Salz zum Abschmecken

Zubereitung

1. Die Linsen abspülen und mit dem Wasser in einen Kochtopf geben. Zum Kochen bringen, dann zugedeckt bei schwacher Hitze 15 Minuten köcheln lassen. Die Currypaste und die Kokosnusscreme einrühren und mit Salz abschmecken. Erneut zum Kochen bringen und weitere 10 bis 15 Minuten kochen, bis sie weich sind.

Linsen und Spinat

Zubereitung:10 Minuten

Kochen:55 Minuten

Gesamt:65 Minuten

Portionen:4

Zutaten

- 1 Esslöffel Pflanzenöl
- 2 weiße Zwiebeln, halbiert und in 1/2 Ringe geschnitten
- 3 Knoblauchzehen, gehackt
- ½ Tasse Linsen
- 2 Tassen Wasser
- 1 (10 Unzen) Packung gefrorener Spinat
- 1 Teelöffel Salz
- 1 Teelöffel gemahlener Kreuzkümmel
- frisch gemahlener schwarzer Pfeffer zum Abschmecken
- 2 Knoblauchzehen, zerdrückt

Zubereitung

1. Öl in einer schweren Pfanne auf mittlerer Stufe erhitzen. Die Zwiebel etwa 10 Minuten lang sautieren, bis sie anfängt, golden zu werden. Gehackten Knoblauch hinzufügen und eine weitere Minute anbraten.
2. Linsen und Wasser in den Topf geben und die Mischung zum Kochen bringen. Zudecken, die Hitze reduzieren und ca. 35 Minuten köcheln lassen, bis die Linsen weich sind (je nach Wasser und Linsenmenge kann es auch kürzer dauern).
3. In der Zwischenzeit den Spinat nach Packungsanweisung in der Mikrowelle kochen. Spinat, Salz und Kreuzkümmel in den Topf geben und zugedeckt etwa zehn Minuten köcheln lassen, bis alles erhitzt ist. Mischen Sie reichlich Pfeffer hinein und pressen Sie nach Belieben Knoblauch hinein.

EIER

Kinderleichte pochierte Eier

Zubereitung:5 Minuten

Kochen:10 Minuten

Gesamt:15 Minuten

Portionen:4

Zutaten

- 4 Bio-Eier
- 2 Teelöffel weißer Essig
- Salz und gemahlener schwarzer Pfeffer nach Geschmack
- 1 Prise getrockneter Dill, oder nach Belieben

Zubereitung

1. Füllen Sie einen großen Topf mit 2 bis 3 Zoll Wasser und bringen Sie es zum Köcheln. Reduzieren Sie die Hitze auf mittlere bis niedrige Stufe, geben Sie den Essig hinzu und halten Sie das Wasser auf leichtem Köcheln.
2. Schlagen Sie ein Ei in eine kleine Tasse. Stellen Sie die Tasse nahe an die Oberfläche des heißen Wassers und lassen Sie das Ei vorsichtig ins Wasser fallen. Wiederholen Sie den Vorgang mit den übrigen Eiern. Schalten Sie die Hitze aus, decken Sie die Pfanne ab und lassen Sie sie 4 Minuten lang stehen, bis das Eiweiß fest ist. Die Eier mit einem Schaumlöffel aus der Pfanne heben. Mit Salz, Pfeffer und Dill würzen.

Rührei aus der Mikrowelle

Zubereitung:2 Minuten

Kochen:3 Minuten

Gesamt:5 Minuten

Portionen:4

Zutaten

- Kochspray
- 8 Eier
- Salz und gemahlener schwarzer Pfeffer nach Geschmack

Zubereitung

1. Eine große Glasschüssel mit Kochspray einsprühen. 1 Ei in eine kleine Auflaufform aufschlagen und in die Schüssel gießen. Das Ei verquirlen. Den Vorgang mit den restlichen Eiern wiederholen und nach jeder Zugabe gut verquirlen.
2. Die Eier 30 Sekunden lang in der Mikrowelle kochen, aus dem Ofen nehmen und umrühren. In 30-Sekunden-Intervallen weiter kochen, nach jedem Mal umrühren, bis die Eier fast fest sind, insgesamt etwa 3 Minuten. Mit Salz und Pfeffer würzen.

Teufels-Eier

Portionen:8

Ergiebigkeit:8 Eier

Zutaten

- 8 Eier
- ½ Teelöffel zubereiteter Senf
- 1 Esslöffel cremiges Salatdressing (z. B. Miracle Whip®), oder nach Bedarf
- Salz und Pfeffer zum Abschmecken

- 1 Prise Paprika

Zubereitung

1. Eier in einen Kochtopf geben und mit Wasser bedecken. Zum Kochen bringen. Abdecken, vom Herd nehmen und die Eier 10 bis 12 Minuten im heißen Wasser stehen lassen. Aus dem heißen Wasser nehmen und in Eiswasser abkühlen lassen.
2. Die Eier schälen und der Länge nach halbieren. Die Eigelbe herausnehmen und mit Senf, Salatdressing, Salz und Pfeffer vermengen. Alles zu einer glatten Masse verrühren.
3. Jede Eihälfte mit der Eigelbmischung füllen und mit Paprika bestreuen.

Geraffte Eier

Zubereitung:10 Minuten

Kochen:15 Minuten

Gesamt:25 Minuten

Portionen:1

Zutaten

- ¼ Teelöffel weiche Butter
- 2 Teelöffel Schlagsahne
- 2 Eier
- Salz und Pfeffer zum Abschmecken
- 1 Teelöffel gehackter frischer Schnittlauch
- 1 Teelöffel geriebener Parmesankäse

Zubereitung

1. Den Ofen auf 325 Grad F (165 Grad C) vorheizen.
2. Eine Auflaufform (6 Unzen) innen mit Butter einreiben. Sahne in die Auflaufform gießen, dann die Eier auf die Sahne schlagen, ohne das Eigelb aufzuschlagen. Mit einem Löffel

die Eigelbe in die Mitte der Auflaufform geben und mit Salz, Pfeffer, Schnittlauch und Parmesan bestreuen.
3. Im vorgeheizten Backofen backen, bis das Eiweiß fest und das Eigelb noch weich ist (12 bis 15 Minuten). Aus dem Ofen nehmen und vor dem Servieren noch 2 bis 3 Minuten stocken lassen.

Omelette mit grünen Eiern und Haschisch

Zubereitung:10 Minuten

Garen:6 Minuten

Insgesamt:16 Minuten

Portionen:1

Zutaten

- 2 Eier
- 2 Tassen locker verpackter frischer Spinat
- 1 Tasse Corned-Beef-Haschee (z. B. Hormel Mary Kitchen)
- frisch gemahlener schwarzer Pfeffer zum Abschmecken
- Kochspray
- 2 Esslöffel geschredderter Mozzarella-Käse, oder nach Geschmack

Zubereitung

1. Eier und Spinat in einen Mixer geben. Auf höchster Stufe 1 Minute lang mixen. Die Seiten des Mixers abkratzen. Weiter mixen, bis der Spinat vollständig mit den Eiern vermischt ist, etwa 1 Minute.
2. Haschee in eine mikrowellengeeignete Schüssel geben. In der Mikrowelle erwärmen, bis es durchgewärmt ist, etwa 1 Minute. Mit schwarzem Pfeffer würzen.
3. Eine antihaftbeschichtete Pfanne mit Kochspray besprühen und auf mittlere Hitze stellen. Die Ei-Spinat-Mischung hineingeben. Mit einem Deckel abdecken. Etwa 5 Minuten kochen, bis die Oberseite gerade fest geworden ist. Corned-Beef-Haschee auf eine Seite

des Omeletts legen. Auf einen Teller gleiten lassen und die andere Seite mit Hilfe der Pfanne auf die Oberseite klappen. Mozzarella-Käse über das Omelett streuen.

Einfach gute Eier

Zubereitung:15 Minuten

Kochen:15 Minuten

Zusätzlich:1 Stunde

Insgesamt:1 Stunde 30 Minuten

Portionen:12

Zutaten

- 12 Eier
- 3 Esslöffel Mayonnaise
- 1 ½ Esslöffel Dillgurken-Relish
- 1 Esslöffel weißer Zucker
- 1 Teelöffel gelber Senf
- 1 Teelöffel Apfelessig
- Salz und gemahlener schwarzer Pfeffer nach Geschmack
- 1 Prise Paprika, oder nach Belieben

Zubereitung

1. Eier in einen großen Topf geben und mit kaltem Salzwasser bedecken. Salzwasser zum Kochen bringen und den Topf sofort vom Herd nehmen. Den Topf abdecken und die Eier 15 Minuten lang im heißen Wasser stehen lassen. Das heiße Wasser aus dem Topf gießen und die Eier mit kaltem Wasser übergießen, bis sie vollständig abgekühlt sind. Die Eier schälen und der Länge nach halbieren.
2. Trennen Sie das Eigelb vom Eiweiß jedes Eies. Das Eigelb in einer Schüssel pürieren. Mayonnaise, Essiggurke, Zucker, gelben Senf, Essig, Salz und Pfeffer zu den Eigelben geben und glatt rühren. Die Eigelbmischung in das Eiweiß geben und die Eigelbfüllung mit Paprika bestreuen. Mindestens 1 Stunde im Kühlschrank kalt stellen.

Pochierte Eier Caprese

Zubereitung:10 Minuten

Kochen:10 Minuten

Gesamt:20 Minuten

Portionen:2

Zutaten

- 1 Esslöffel destillierter weißer Essig
- 2 Teelöffel Salz
- 4 Eier
- 2 englische Muffins, geteilt
- 4 (1 Unze) Scheiben Mozzarella-Käse
- 1 Tomate, in dicke Scheiben geschnitten
- 4 Teelöffel Pesto
- Salz zum Abschmecken

Zubereitung

1. Füllen Sie einen großen Topf mit 2 bis 3 Zoll Wasser und bringen Sie es bei starker Hitze zum Kochen. Reduzieren Sie die Hitze auf mittlere bis niedrige Stufe, geben Sie den Essig und 2 Teelöffel Salz hinzu und halten Sie das Wasser auf einem leichten Köcheln.
2. Während Sie warten, bis das Wasser kocht, legen Sie eine Scheibe Mozzarella und eine dicke Tomatenscheibe auf jede Muffinhälfte und rösten sie im Toaster, bis der Käse weich wird und der Muffin durchgeröstet ist (etwa 5 Minuten).
3. Schlagen Sie ein Ei in eine kleine Schüssel. Halten Sie die Schüssel knapp über die Wasseroberfläche und lassen Sie das Ei vorsichtig in das siedende Wasser gleiten. Wiederholen Sie den Vorgang mit den übrigen Eiern. Die Eier pochieren, bis das Eiweiß fest ist und das Eigelb eingedickt, aber nicht hart ist, 2 1/2 bis 3 Minuten. Die Eier mit einem Schaumlöffel aus dem Wasser nehmen und auf einem Küchentuch abtupfen, um überschüssiges Wasser zu entfernen.
4. Zum Anrichten ein pochiertes Ei auf jeden englischen Muffin legen. Geben Sie einen Teelöffel Pestosauce auf jedes Ei und schmecken Sie es mit Salz ab.

Eingelegte Eier III

Zubereitung:15 Minuten Kochen:40 Minuten

Zusätzlich:2 Tage Gesamt:2 Tage

Portionen:12

Zutaten

- 12 Eier
- 1 Tasse Estragon-Essig
- 1 Tasse Wasser
- 2 Esslöffel weißer Zucker
- 1 Teelöffel Salz
- ½ Teelöffel Selleriesamen
- 1 Knoblauchzehe, gehackt
- 2 Lorbeerblätter

Zubereitung

1. Die Eier in einen großen Topf geben und mit kaltem Wasser bedecken. Das Wasser zum Kochen bringen und sofort vom Herd nehmen. Die Eier zugedeckt 10 bis 12 Minuten im heißen Wasser stehen lassen. Aus dem heißen Wasser nehmen, abkühlen lassen und pellen.
2. In einem mittelgroßen Topf bei mittlerer Hitze Estragonessig, Wasser, Zucker, Salz, Selleriesamen, Knoblauch und Lorbeerblätter mischen. Zum Kochen bringen, dann 30 Minuten köcheln lassen. Zum Abkühlen beiseite stellen.
3. Die Mischung über die Eier gießen; abdecken und für 2 bis 3 Tage in den Kühlschrank stellen.

Indisches Rührei

Zubereitung:5 Minuten

Kochen:15 Minuten

Gesamt:20 Minuten

Portionen:1

Zutaten

- ¼ Teelöffel Salz
- ⅛ Teelöffel Knoblauchpulver
- ⅛ Teelöffel gemahlener schwarzer Pfeffer
- ⅛ Teelöffel Garam Masala
- ⅛ Teelöffel gemahlener roter Chilipfeffer
- 2 Teelöffel Sonnenblumenkernöl
- 1 Zwiebel, in Scheiben geschnitten
- 1 Tomate, gewürfelt
- ½ Tasse frischer Spinat
- ¼ Tasse Wasser
- 2 Eier, gut verquirlt

Zubereitung

1. Salz, Knoblauchpulver, schwarzen Pfeffer, gemahlenen roten Chili und Garam Masala in einer Schüssel mischen. Die Gewürzmischung beiseite stellen.
2. Öl in einer Pfanne bei mittlerer Hitze erhitzen. Zwiebel hinzufügen. Unter gelegentlichem Rühren kochen, bis sie anfangen, braun zu werden, etwa 5 Minuten. Tomate hinzufügen und etwa 3 Minuten weiter kochen, bis sie breiig ist. Spinat und Wasser hinzugeben und weitere 2 bis 3 Minuten kochen.
3. Die Eier in die Pfanne geben und etwa 3 Minuten stocken lassen. Die Gewürzmischung gleichmäßig auf die Oberfläche der Eier streuen, dann umrühren, um sie zu verrühren. Auf kleiner Flamme kochen, bis die Eier wie gewünscht gar sind, weitere 2 bis 5 Minuten.

Rührei mit Schinken, Basilikum und Feta

Zubereitung:10 Minuten

Kochen:5 Minuten

Gesamt:15 Minuten

Portionen:2

Zutaten

- 4 Eier, leicht verquirlt
- ½ Tasse gewürfelter gekochter Schinken
- ¼ Tasse zerbröckelter Feta-Käse
- 1 Esslöffel getrocknetes Basilikum
- Salz und Pfeffer zum Abschmecken
- 1 ½ Teelöffel Butter

Zubereitung

1. Eine Pfanne auf mittlere Hitze stellen. Die leicht verquirlten Eier in eine Schüssel geben und Schinken, Feta-Käse, Basilikum, Salz und Pfeffer unterrühren.
2. Schmelzen Sie die Butter in der Pfanne. Die Eimischung hineingießen; die Eier kochen und rühren, bis sie fest und nicht mehr flüssig sind, etwa 5 Minuten.

Deviled Eggs mit SPAM und Speck

Zubereitung:20 Minuten

Kochen:15 Minuten

Gesamt:35 Minuten

Portionen:6

Zutaten

- 6 große Eier
- 3 Esslöffel Mayonnaise
- 3 Unzen SPAM mit Speck, fein gewürfelt
- 2 Esslöffel gehackte Dillgurke
- 1 Esslöffel zubereiteter gelber Senf
- ⅛ Teelöffel Salz
- 1 Prise Paprika, zum Garnieren

Zubereitung

1. Eier in einer einzigen Schicht in einen Topf legen; so viel Wasser hinzufügen, dass die Eier mit einem Zentimeter bedeckt sind. Zum Kochen bringen, abdecken und vom Herd nehmen. 15 Minuten stehen lassen.
2. Die Eier sofort in kaltes Wasser legen, um das Abkühlen zu beschleunigen. Die Eier auf eine flache Oberfläche klopfen, um die Schale aufzubrechen und zu schälen.
3. Die Eier der Länge nach halbieren, das Eigelb in eine kleine Schüssel geben und das Eiweiß beiseite stellen.
4. Eigelb und Mayonnaise mit einer Gabel verrühren; SPAM® mit Speck, Essiggurke, Senf und Salz einrühren. Die Eigelbmischung unter das Eiweiß heben. Wenn gewünscht, mit Paprika garnieren.

Süße Teufels-Eier

Zubereitung:10 Minuten

Kochen:15 Minuten

Gesamt:25 Minuten

Portionen:6

Zutaten

- 6 große Eier
- Eiswürfel
- 3 Esslöffel Mayonnaise
- 1 Esslöffel weißer Zucker
- 1 Teelöffel Honig-Senf
- 1 Teelöffel Essig
- ½ Teelöffel Salz
- ½ Teelöffel gemahlener schwarzer Pfeffer
- 1 Prise Paprika, zum Garnieren

Zubereitung

1. Eier in einen Kochtopf geben und mit Wasser bedecken. Zum Kochen bringen, vom Herd nehmen und die Eier 15 Minuten lang im heißen Wasser stehen lassen. Die Eier aus dem heißen Wasser nehmen und in eine Schüssel mit Eiswasser legen. Schälen.
2. Die Eier der Länge nach halbieren. Die Eigelbe herausnehmen und in eine Schüssel geben; mit einer Gabel oder einem Pürierstab zerdrücken, bis die Eigelbe wie Pulver aussehen. Mayonnaise, Zucker, Honigsenf, Essig, Salz und Pfeffer unter die Eigelbe rühren, bis sie glatt sind. Die Eigelbmischung unter das Eiweiß heben und leicht mit Paprika bestreuen. Vor dem Servieren kühl stellen.

Curry-Teig-Eier

Zubereitung:20 Minuten Kochen:15 Minuten

Zusätzlich:30 Minuten Gesamt:65 Minuten

Portionen:24

Zutaten

- 24 Eier
- ½ Tasse Mayonnaise
- ¼ Tasse zubereiteter gelber Senf

- 2 Esslöffel Meerrettichsauce
- 2 Teelöffel Currypulver
- 1 Teelöffel Mohnsamen
- 1 Teelöffel Hühnerbrühe-Granulat
- ½ Teelöffel gemahlener Koriander
- ½ Teelöffel getrocknete gehackte Zwiebel
- ½ Teelöffel Salz
- ¼ Teelöffel gemahlener schwarzer Pfeffer
- ¼ Teelöffel gemahlene Gelbwurzel

Zubereitung

1. Die Eier in einer einzigen Schicht in einen großen Topf legen und so viel Wasser einfüllen, dass die Eier etwa einen Zentimeter bedeckt sind. Den Topf abdecken und das Wasser zum Kochen bringen. Vom Herd nehmen und die Eier 15 Minuten lang in dem heißen Wasser stehen lassen. Das heiße Wasser abgießen und die Eier zum Abkühlen mit kaltem Wasser übergießen. Nach dem Abkühlen pellen.
2. Die Eier der Länge nach halbieren und das Eiweiß vom Eigelb trennen. Das Eiweiß auf einer großen Platte anrichten; das Eigelb in eine große Schüssel geben. Die Eigelbe mit einer Gabel zerdrücken; Mayonnaise, Senf, Meerrettichsauce, Currypulver, Mohn, Hühnerbrühe, Koriander, getrocknete gehackte Zwiebeln, Salz, Pfeffer und Kurkuma unter die zerdrückten Eigelbe rühren. Die Mischung 30 Minuten lang im Kühlschrank kühlen.
3. Löffeln Sie die Eigelbmischung in einen schweren Plastikbeutel; schneiden Sie eine Ecke des Beutels ab, um eine Öffnung von einem halben Zentimeter zu erhalten. Spritzen Sie das Eigelb in die Eiweißhälften. Kalt servieren.

Spezielle Honig-BBQ-Sauce

Zubereitung:15 Minuten

Gesamt:15 Minuten

Portionen:16

Zutaten

- 2 Knoblauchzehen, gehackt
- 1 Esslöffel gehackte Schalotte
- ½ Tasse Honig
- 2 Tassen Barbecue-Sauce, nach Wahl
- 3 Esslöffel gehackter frischer Koriander

Zubereitung

1. Knoblauch, Schalotten, Honig, Barbecue-Soße und Koriander in einer mittelgroßen, nicht porösen Schüssel vermengen. Gut mischen und über das Fleisch oder Geflügel gießen. Reste der Sauce wegwerfen.

Chris' Kraut

Zubereitung:10 Minuten

Kochen:20 Minuten

Gesamt:30 Minuten

Portionen:5

Zutaten

- ½ Pfund Speck
- 1 (16 Unzen) Dose Sauerkraut, abgetropft und abgespült
- ½ Tasse Weißzucker

- Salz und Pfeffer zum Abschmecken

Zubereitung

1. Speck in eine große, tiefe Pfanne geben. Bei mittlerer Hitze braten, bis er gleichmäßig braun ist. Abtropfen lassen, das Fett zurückbehalten, zerbröseln und beiseite stellen.
2. In einem mittelgroßen Topf das Sauerkraut mit etwas Wasser bei mittlerer Hitze erhitzen. Den zerbröckelten Speck, den Zucker und 3 bis 4 Esslöffel des Speckfetts einrühren. 20 Minuten kochen, bis es durch ist. Nach Belieben mit Salz und Pfeffer würzen.

Rindfleisch-Yakitori

Zubereitung:15 Minuten

Garen:15 Minuten

Zusätzlich:4 Stunden

Gesamt:4 Stunden 30 Minuten

Portionen:4

Zutaten

- ½ Tasse Sojasauce
- 2 Esslöffel Pflanzenöl
- 2 Esslöffel Zitronensaft
- 1 Esslöffel Sesamsamen
- 2 Esslöffel weißer Zucker
- 2 grüne Zwiebeln, in dünne Scheiben geschnitten
- 1 Knoblauchzehe, gehackt
- ½ Teelöffel gemahlener Ingwer
- 1 Pfund Lendensteak, gewürfelt

Zubereitung

1. Sojasauce, Öl, Zitronensaft, Sesam, Zucker, Frühlingszwiebeln, Knoblauch und Ingwer in einer Glas- oder Plastikschüssel verrühren.

2. Fädeln Sie das Fleisch auf Spieße. (Wenn Sie Holzspieße verwenden, weichen Sie diese vorher 30 Minuten ein.) Legen Sie die Spieße in einen Plastik- oder Glasbehälter, der gerade groß genug ist, um sie aufzunehmen, und gießen Sie die Marinade über das Fleisch, drehen Sie es, um es gut zu bedecken. Abdecken und mindestens 4 Stunden lang kühl stellen.
3. Den Grill auf hohe Hitze vorheizen und den Rost 5 Zoll von der Glut entfernt positionieren.
4. Den Rost mit Öl bepinseln und die Spieße auf den Grill legen. 10 bis 15 Minuten grillen, dabei die Spieße gelegentlich wenden, damit sie gleichmäßig gar werden.

Ukrainische Salat-Vinaigrette (Rüben-Salat)

Zubereitung:30 Minuten

Kochen:30 Minuten

Zusätzlich:8 Stunden

Insgesamt:8 Stunden 60 Minuten

Portionen:16

Zutaten

- 1 Pfund Rote Bete
- 1 Pfund Möhren
- 1 Pfund Kartoffeln
- 2 große Dillgurken, gewürfelt
- 1 Zwiebel, gehackt
- 1 (8 Unzen) Dose Erbsen, abgetropft
- 2 Esslöffel Olivenöl
- ½ Teelöffel gemahlener schwarzer Pfeffer
- 1 Esslöffel gehackte frische Petersilie (optional)
- ½ Teelöffel Salz

Zubereitung

1. Die Rüben in einen großen Topf geben und mit Wasser bedecken. Bei starker Hitze zum Kochen bringen, dann die Hitze auf mittlere bis niedrige Stufe reduzieren und zugedeckt

etwa 20 Minuten köcheln lassen. Die Karotten und Kartoffeln hinzufügen. Weitere 10 Minuten kochen lassen, dann den Topf abdecken und über Nacht stehen lassen.

2. Am nächsten Tag schälen Sie die Rüben, Karotten und Kartoffeln und schneiden sie in kleine, gleichmäßige Stücke. Geben Sie das Gemüse in eine große Schüssel. Rühren Sie die Essiggurken, die Zwiebel, die Erbsen, das Olivenöl, das Salz und den Pfeffer unter. Vor dem Servieren mit Petersilie garnieren.

Tomaten-Zucchini-Auflauf

Zubereitung:20 Minuten

Kochen:55 Minuten

Gesamt:75 Minuten

Portionen:4

Zutaten

- 1 ½ Tassen geriebener Cheddar-Käse
- ⅓ Tasse geriebener Parmesankäse
- ½ Teelöffel getrockneter Oregano
- ½ Teelöffel getrocknetes Basilikum
- 2 Zehen Knoblauch, gehackt
- Salz und Pfeffer zum Abschmecken
- 2 mittelgroße Zucchinis, in dünne Scheiben geschnitten
- 5 Pflaumentomaten, in dünne Scheiben geschnitten
- ¼ Tasse Butter
- 2 Esslöffel fein gehackte Zwiebel
- ¾ Tasse feines Paniermehl

Zubereitung

1. Den Ofen auf 375 Grad F (190 Grad C) vorheizen. Eine 9x9-Zoll-Form leicht buttern.
2. In einer großen Schüssel Cheddar, Parmesan, Oregano, Basilikum und Knoblauch vermischen. Mit Salz und Pfeffer würzen und beiseite stellen.
3. Die Hälfte der Zucchinischeiben in der Pfanne anordnen. Streuen Sie 1/4 der Käse-Kräuter-Mischung darüber. Die Hälfte der Tomaten darauf verteilen und mit einem weiteren Viertel der Käsemischung bedecken. Die Schichten wiederholen.

4. Die Butter in einer Pfanne bei mittlerer Hitze schmelzen. Die Zwiebeln einrühren und braten, bis sie weich und glasig sind. Die Semmelbrösel einrühren und braten, bis sie die Butter aufgesogen haben. Über die Kasserolle streuen.
5. Locker mit Folie abdecken und im vorgeheizten Ofen 25 Minuten backen. Die Folie entfernen und den Auflauf ca. 20 Minuten backen, bis die Oberfläche knusprig und das Gemüse weich ist.

Tom's Down To The Bone Schweinekoteletts!

Zubereitung:15 Minuten

Garen:35 Minuten

Nachschlag:10 Minuten

Insgesamt:60 Min.

Portionen:6

Zutaten

- Kochspray
- 1 (8 Unzen) Packung Panko-Brotkrumen
- 6 (1 Zoll dicke) Schweinekoteletts mit Knochen, bei Raumtemperatur
- ½ Tasse Mayonnaise, oder nach Bedarf
- 1 Prise Cajun-Gewürz, oder nach Belieben

Zubereitung

1. Den Ofen auf 375 Grad F (190 Grad C) vorheizen. Eine 9x13-Zoll-Backform mit Kochspray einsprühen und die Semmelbrösel auf einem großen Teller verteilen.
2. Die Schweinekoteletts abspülen und mit Papiertüchern trocken tupfen.
3. Mayonnaise und Cajun-Gewürz in einer Schüssel mischen und die Schweinekoteletts damit bestreichen. Die Schweinekoteletts vorsichtig in die Semmelbrösel drücken, um sie zu panieren, und überschüssige Brösel abschütteln. Die panierten Schweinekoteletts in der vorbereiteten Auflaufform anrichten. Den Vorgang mit den restlichen Koteletts wiederholen.

4. Im vorgeheizten Ofen backen, bis das Schweinefleisch in der Mitte noch leicht rosa ist, etwa 35 Minuten. Ein Thermometer, das in die Mitte eingeführt wird, sollte mindestens 145 Grad F (63 Grad C) anzeigen. Die Schweinekoteletts locker mit Alufolie abdecken und vor dem Servieren 10 bis 15 Minuten ruhen lassen.

Hähnchenschenkel mit Hoisin-Glasur

Zubereitung:10 Minuten

Kochen:20 Minuten

Gesamt:30 Minuten

Portionen:16

Zutaten

Reiben

- 2 Esslöffel chinesisches Fünf-Gewürze-Pulver
- 2 Esslöffel ungarisches Paprikapulver
- 2 Esslöffel grobes Salz
- 1 Esslöffel gehackter Knoblauch
- 2 Teelöffel gemahlener schwarzer Pfeffer
- 1 Teelöffel trockener Senf
- 16 Hähnchenschenkel mit Haut und Knochen

Glasur

- 1 Tasse Hoisin-Sauce
- ¼ Tasse Sojasauce
- 2 Esslöffel Honig
- 2 Esslöffel dunkles Sesamöl
- 2 Esslöffel gehackter frischer Ingwer
- 2 Teelöffel gehackter Knoblauch
- 1 Teelöffel chinesisches Fünf-Gewürze-Pulver

Zubereitung

1. Kombinieren Sie Fünf-Gewürze-Pulver, Paprika, Salz, Knoblauch, Pfeffer und Senf in einer Schüssel. Beide Seiten des Hähnchens damit einreiben.
2. Für die Glasur Hoisin-Sauce, Sojasauce, Honig, Sesamöl, Ingwer, Knoblauch und Fünf-Gewürze-Pulver in einer Schüssel vermischen.
3. Heizen Sie einen Außengrill auf mittlere Hitze vor und ölen Sie den Rost leicht ein.

4. Das Hähnchen zugedeckt unter einmaligem Wenden grillen, bis es leicht gebräunt ist (4 bis 6 Minuten). Die Hitze auf niedrige Stufe reduzieren. Abgedeckt weiter grillen, dabei alle 5 Minuten wenden und mit der Glasur bestreichen, bis das Hähnchen in der Mitte nicht mehr rosa ist, weitere 15 bis 20 Minuten.

Mit Limette glasierte Lammkeule

Zubereitung:10 Minuten

Garen:50 Minuten

Gesamt:60 Minuten

Portionen:10

Zutaten

- 1 (6 Unzen) Dose gefrorenes Limonadenkonzentrat
- ½ Tasse trockener Weißwein
- 1 große Knoblauchzehe, gepresst
- 2 Esslöffel Butter
- Salz und Pfeffer zum Abschmecken
- ½ Teelöffel getrockneter Thymian
- 1 (4 Pfund) Lammkeule, in Butter gebraten

Zubereitung

1. Heizen Sie einen Außengrill auf mittlere Hitze vor.
2. In einem Kochtopf bei mittlerer Hitze Limonadenkonzentrat, Weißwein, Knoblauch, Salz, Pfeffer und Thymian vermengen. Unter Rühren kochen, bis die Butter geschmolzen ist. Vom Herd nehmen.
3. Die Lammkeule auf den vorgeheizten Grill legen und unter häufigem Begießen 45 bis 50 Minuten garen, oder bis die Innentemperatur mindestens 145 Grad F (62 Grad C) erreicht hat.

Südwest-Strata

Zubereitung:25 Minuten

Kochen:45 Minuten

Gesamt:70 Minuten

Portionen:8

Zutaten

- 4 Eier
- 1 Tasse Milch
- 1 (15 Unzen) Dose Ranch-Style-Bohnen, abgetropft
- 1 (14,75 Unzen) Dose Mais nach Art der Sahne
- 1 Tasse zerkleinerter Cheddar-Käse
- 1 Teelöffel gemahlener Kreuzkümmel
- 1 Teelöffel Paprikapulver
- ½ Teelöffel getrockneter Oregano
- Salz und Pfeffer zum Abschmecken
- 1 Spritzer scharfe Pfeffersauce, oder nach Geschmack
- 1 (1 Pfund) Laib Eintagsbrot, in kleine Stücke gerissen

Zubereitung

1. Heizen Sie den Ofen auf 350 Grad F (175 Grad C) vor. Eine 9x13-Zoll-Backform einfetten.
2. Verquirlen Sie die Eier und die Milch in einer großen Schüssel. Die Ranch-Style-Bohnen, den Mais und den Cheddar-Käse unterrühren. Mit Kreuzkümmel, Paprika, Oregano, Salz, Pfeffer und scharfer Soße würzen und gut vermischen. Die Brotwürfel in die Mischung geben und umrühren, um den Käse und die Bohnen zu verteilen.
3. Etwa 20 Minuten ziehen lassen, bis das Brot die Flüssigkeit aufgesogen hat. Gelegentlich umrühren und bei Bedarf mehr Milch hinzufügen, damit das Brot feucht, aber nicht matschig wird. In die vorbereitete Auflaufform geben und gleichmäßig verteilen.
4. Im vorgeheizten Backofen 45 Minuten backen, bis das Brot leicht gebräunt ist und ein Messer in der Mitte sauber herauskommt. Vor dem Anschneiden und Servieren ein paar Minuten ruhen lassen.

Geflügelgewürz

Zubereitung:15 Minuten

Insgesamt:15 Minuten

Portionen:64

Zutaten

- 2 Tassen getrocknete Petersilie
- 1 Tasse geriebener Salbei
- ½ Tasse getrockneter Rosmarin, zerkleinert
- ½ Tasse getrockneter Majoran
- 2 Esslöffel Salz
- 1 Teelöffel gemahlener schwarzer Pfeffer
- 2 Teelöffel Zwiebelpulver
- ½ Teelöffel gemahlener Salbei

Zubereitung

1. Alle acht Zutaten vermengen und sehr gut durchmischen. In luftdicht verschließbare Gläser füllen (kein Plastik). Vor dem Gebrauch gut schütteln. In Gläsern der Größe 1/2 Pint lässt es sich gut verschenken.

Chef Johns Ente, Wurst und Krabben-Gumbo

Zubereitung:30 Minuten

Kochen:5 Stunden 55 Minuten

Gesamt:5 Stunden 85 Minuten

Portionen:8

Zutaten

- 1 Esslöffel Pflanzenöl, oder mehr nach Bedarf
- 2 Entenkeulen
- 1 Tasse Allzweckmehl
- 2 Esslöffel Allzweckmehl
- 6 Tassen Hühnerbrühe
- 1 Pfund Andouille-Wurst, in dicke Scheiben geschnitten
- 1 große Zwiebel, gewürfelt
- 1 Tasse gewürfelte Paprika
- 1 Tasse gehackter Staudensellerie
- 4 grüne Zwiebeln, gehackt (optional)
- ½ Teelöffel getrockneter Thymian
- 1 Lorbeerblatt
- 1 Teelöffel gemahlener schwarzer Pfeffer
- ¼ Teelöffel Cayennepfeffer, oder nach Geschmack
- 1 Tasse gewürfelte frische Tomaten
- 1 geräucherte Schweinshaxe
- 2 Tassen Wasser, oder nach Bedarf
- 1 Tasse eingelegte Okra, gespült und in Scheiben geschnitten
- 1 Pfund Golfkrabben
- 1 Pfund Langustenschwanzfleisch
- 1 Esslöffel gehackte grüne Zwiebel (optional)

Zubereitung

1. Pflanzenöl in einer Pfanne auf mittlerer Stufe erhitzen. Die Entenkeulen mit der Hautseite nach unten im heißen Öl braten, bis die Entenkeulen gebräunt sind und sich in der Pfanne ausgelassenes Entenfett befindet, etwa 10 Minuten auf der Hautseite. Umdrehen und 3 bis 4 Minuten auf der Fleischseite braten. Die Entenkeulen aus der Pfanne nehmen, das ausgelassene Entenfett in der Pfanne lassen.
2. 1 Tasse Mehl mit dem Schneebesen in das Entenfett rühren und so viel Pflanzenöl hinzufügen, dass eine dicke, glatte Mehlschwitze entsteht. Die Hitze auf mittlere bis niedrige Stufe stellen und die Mehlschwitze unter ständigem Rühren kochen, bis sie eine kräftige rötlich-braune Farbe annimmt, etwa 40 Minuten. Weitere 2 Esslöffel Mehl unter die Mehlschwitze rühren und 2 Minuten kochen lassen.
3. Jeweils 1 Tasse Hühnerbrühe in die Mehlschwitze einrühren, bis die gesamte Brühe eingearbeitet ist. Die Mehlschwitze vom Herd nehmen.
4. Andouille-Wurst in einem großen holländischen Ofen bei mittlerer Hitze ca. 8 Minuten anbraten; Zwiebel, Paprika, Sellerie und 4 Frühlingszwiebeln einrühren und ca. 10 Minuten kochen, bis die Zwiebel glasig ist. Thymian, Lorbeerblatt, schwarzen Pfeffer und Cayennepfeffer unter die Wurstmischung rühren, dann die Tomatenwürfel hinzufügen. Zum Vermengen umrühren.
5. Die geräucherte Schinkenkeule in die Mitte der Wurst- und Gemüsemischung legen. Gießen Sie die Mehlschwitze über die Keule und geben Sie so viel Wasser hinzu, dass die

Keule bedeckt ist. Entenkeulen in die Mischung legen. Zum Köcheln bringen, die Hitze auf niedrig stellen und mit einem schräg gestellten Deckel abdecken, damit der Dampf entweichen kann. Langsam köcheln lassen, dabei gelegentlich umrühren, bis Ente und Schinkenspeck weich sind, etwa 4 Stunden. Während des Köchelns so viel Fett wie möglich abschöpfen.

6. Ente und Schweinshaxe in eine Schüssel geben und abkühlen lassen. Eingelegte Okra unter das Gumbo rühren. Das Fleisch aus den Entenkeulen und der Schweinshaxe herausnehmen und zurück in das Gumbo geben. Gumbo weitere 45 Minuten köcheln lassen.
7. Die Hitze auf mittlere bis hohe Stufe stellen, das Gumbo zum Kochen bringen und die Krabben und Langustenschwänze einrühren. Kochen, bis die Garnelen und Langustenschwänze hellrosa sind, etwa 3 Minuten. 1 Esslöffel Frühlingszwiebeln unterrühren, abschmecken, nachwürzen und servieren.

VEGETARISCH

Vegetarisches Chili

Zubereitung:10 Minuten

Kochen:1 Stunde

Gesamt:1 Stunde 10 Minuten

Portionen:6

Zutaten

- 1 Packung (12 Unzen) tiefgefrorene Streusel im Burger-Stil
- 2 (15 Unzen) Dosen schwarze Bohnen, abgespült und abgetropft
- 2 Dosen (15 Unzen) dunkelrote Kidneybohnen
- 1 (15 Unzen) Dose helle rote Kidneybohnen
- 1 (29 Unzen) Dose gewürfelte Tomaten
- 1 (12 Flüssigunzen) Dose Tomatensaft
- 5 Zwiebeln, gewürfelt
- 3 Esslöffel Chilipulver
- 1 ½ Esslöffel gemahlener Kreuzkümmel
- 1 Esslöffel Knoblauchpulver
- 2 Lorbeerblätter
- Salz und Pfeffer zum Abschmecken

Zubereitung

1. In einem großen Topf Fleischersatz, schwarze Bohnen, Kidneybohnen, Tomatenwürfel, Tomatensaft, Zwiebeln, Chilipulver, Kreuzkümmel, Knoblauchpulver, Lorbeerblätter, Salz und Pfeffer vermischen. Zum Köcheln bringen und abdecken. Das Chili vor dem Servieren mindestens 1 Stunde köcheln lassen.

Leichte vegetarische Spinat-Lasagne

Zubereitung:20 Minuten Kochen:1 Stunde 5 Minuten

Nachschlag:5 Minuten

Gesamt:1 Stunde 30 Minuten

Portionen:6

Zutaten

- Kochspray
- 9 Lasagne-Nudeln
- 1 Bündel frischer Spinat
- 1 (8 Unzen) Behälter Ricotta-Käse
- ½ Tasse zerkleinerter Mozzarella-Käse
- 1 Ei, leicht verquirlt
- 1 Prise gemahlene Muskatnuss
- 1 Messerspitze getrocknetes Basilikum
- Salz und gemahlener schwarzer Pfeffer zum Abschmecken
- 1 Tasse Nudelsoße
- ½ Tasse geriebenen Mozzarella-Käse
- ¼ Tasse geriebener Parmesankäse

Zubereitung

1. Den Ofen auf 400 Grad F (200 Grad C) vorheizen. Eine 1 1/2-Quart-Auflaufform mit Kochspray einsprühen.
2. Einen großen Topf mit leicht gesalzenem Wasser zum Kochen bringen. Die Lasagne im kochenden Wasser unter gelegentlichem Rühren etwa 8 Minuten kochen, bis sie durchgebraten, aber noch bissfest ist. Abgießen.
3. Einen Dämpfeinsatz in einen Kochtopf stellen und bis knapp unter den Boden des Dampfgarers mit Wasser füllen. Wasser zum Kochen bringen. Spinat zugeben und zugedeckt 2 bis 6 Minuten dämpfen, bis er weich ist. Spinat abtropfen lassen.
4. Spinat, Ricotta-Käse, 1/2 Tasse Mozzarella-Käse, Ei, Muskatnuss, Basilikum, Salz und schwarzen Pfeffer in einer Schüssel gründlich vermengen.
5. 1/4 Tasse Nudelsoße auf dem Boden der vorbereiteten Auflaufform verteilen; mit 3 Lasagnenudeln, 1/2 der Ricottamischung und 1/4 Tasse Nudelsoße bedecken. Die Schichten aus 3 weiteren Nudeln, 1/2 Tasse Ricotta-Mischung und 1/4 Tasse Nudelsoße wiederholen. Mit den restlichen 3 Lasagne-Nudeln und 1/4 Tasse Nudelsauce abschließen. 1/2 Tasse Mozzarellakäse und Parmesan darüber streuen. Die Kasserolle mit Alufolie abdecken.
6. Im vorgeheizten Backofen 25 Minuten backen. Die Kasserolle abdecken und weiterbacken, bis die Lasagne Blasen wirft und leicht gebräunt ist, etwa weitere 25 Minuten. Die Lasagne vor dem Servieren 5 Minuten ruhen lassen.

Leichte vegetarische Füllung

Zubereitung:15 Minuten

Kochen:10 Minuten

Zusätzlich:5 Minuten

Gesamt:30 Minuten

Portionen:4

Zutaten

- 1 Würfel Gemüsebrühe
- 1 Tasse kochendes Wasser
- 3 Esslöffel gesalzene Butter
- ½ Tasse gehackte Zwiebel
- 1 Stange Staudensellerie, gehackt
- 2 Zehen Knoblauch, gehackt
- 2 Teelöffel getrocknete Petersilie
- ½ Teelöffel getrockneter Salbei
- ¼ Teelöffel getrockneter Majoran
- ⅛ Teelöffel gemahlener schwarzer Pfeffer
- 4 ½ Tassen gewürfeltes altbackenes Brot

Zubereitung

1. Kochendes Wasser und Brühwürfel verrühren, bis sie sich aufgelöst haben.
2. Butter in einem 2-Quart-Topf bei mittlerer bis schwacher Hitze schmelzen. Zwiebel, Sellerie und Knoblauch hinzugeben und etwa 5 Minuten kochen, bis sie weich sind. Petersilie, Salbei, Majoran und Pfeffer einrühren, dann die aufgelöste Brühe dazugeben.
3. Die Mischung zum Kochen bringen, dann den Topf vom Herd nehmen. Vorsichtig die Brotwürfel einrühren. Abdecken und 5 Minuten ziehen lassen.

Vegetarische Soße

Zubereitung:10 Minuten

Kochen:20 Minuten

Gesamt:30 Minuten

Portionen:10

Zutaten

- ½ Tasse Pflanzenöl
- ⅓ Tasse gehackte Zwiebel
- 5 Knoblauchzehen, gehackt
- ½ Tasse Allzweckmehl
- 4 Teelöffel Nährhefe
- 4 Esslöffel helle Sojasauce
- 2 Tassen Gemüsebrühe
- ½ Teelöffel getrockneter Salbei
- ½ Teelöffel Salz
- ¼ Teelöffel gemahlener schwarzer Pfeffer

Zubereitung

1. Öl in einem mittelgroßen Topf auf mittlerer Stufe erhitzen. Zwiebel und Knoblauch anbraten, bis sie weich und glasig sind, etwa 5 Minuten. Mehl, Nährhefe und Sojasauce einrühren, bis eine glatte Paste entsteht. Nach und nach die Brühe einrühren. Mit Salbei, Salz und Pfeffer würzen. Zum Kochen bringen. Die Hitze reduzieren und unter ständigem Rühren 8 bis 10 Minuten köcheln lassen, bis die Masse eindickt.

Einfacher vegetarischer Tomatenauflauf

Zubereitung:10 Minuten

Kochen:35 Minuten

Gesamt:45 Minuten

Portionen:4

Zutaten

- ¼ Tasse Butter
- ⅓ Tasse Zwiebel, gehackt
- 2 Esslöffel fein gehackte Blattpetersilie
- 1 ¾ Pfund Tomaten, in Scheiben geschnitten
- Salz nach Geschmack
- 1 ¼ Tassen geriebener Parmesankäse, geteilt
- 9 Unzen saure Sahne
- 2 Eier

Zubereitung

1. Butter in einer Pfanne bei mittlerer Hitze zerlassen und Zwiebel und Petersilie darin weich dünsten, etwa 5 Minuten.
2. Den Backofen auf 175 Grad Celsius vorheizen. Eine Auflaufform mit Butter einfetten.
3. Die Tomatenscheiben in einer Schicht in der Auflaufform verteilen und mit Salz würzen. Verteilen Sie die Hälfte der Zwiebelmischung und die Hälfte des Parmesans darauf. Eine weitere Schicht Tomatenscheiben auflegen, mit Salz würzen und mit der restlichen Hälfte der Zwiebeln bestreuen. Mit der letzten Schicht Tomaten abschließen und mit Salz würzen.
4. Saure Sahne, Eier und Salz verquirlen und auf den Tomaten verteilen. Mit dem restlichen Parmesankäse bestreuen.
5. Im vorgeheizten Ofen backen, bis der Teig fest und leicht gebräunt ist, etwa 30 Minuten.

Vegetarische Pilzsoße

Zubereitung:5 Minuten

Kochen:30 Minuten

Gesamt:35 Minuten

Portionen:4

Zutaten

- 5 Esslöffel ungesalzene Butter, geteilt
- 3 Esslöffel Schalotte, gehackt
- 12 Unzen Baby-Bella-Pilze, in Scheiben geschnitten
- 2 Knoblauchzehen, gehackt
- ½ Teelöffel Salz
- ½ Teelöffel gemahlener schwarzer Pfeffer
- ⅓ Tasse Sherry
- ¼ Tasse Allzweckmehl
- 3 Tassen Gemüsebrühe (z. B. Kitchen Basics)
- 1 ½ Teelöffel getrockneter Estragon
- 3 Teelöffel natriumarme Sojasauce

Zubereitung

1. 2 Esslöffel Butter in einer großen Pfanne bei mittlerer Hitze schmelzen. Schalotten hinzufügen und unter gelegentlichem Rühren 2 bis 3 Minuten braten, bis die Schalotten eine tiefe goldbraune Farbe haben. Pilze, Knoblauch, Salz und Pfeffer unterrühren. Unter gelegentlichem Rühren kochen, bis die Pilze schön gebräunt sind, 3 bis 5 Minuten.
2. Sherry in die Pfanne gießen und zum Kochen bringen, dabei die gebräunten Speisereste mit einem Holzlöffel vom Boden der Pfanne schaben. Kochen und rühren, bis der Sherry reduziert ist, etwa 2 Minuten. Die Pilzmischung aus der Pfanne nehmen und beiseite stellen.
3. Die Hitze auf mittlere bis niedrige Stufe reduzieren und die restlichen 3 Esslöffel Butter in der Pfanne schmelzen. Das Mehl zugeben und unter ständigem Rühren eine Mehlschwitze herstellen, bis die Mischung leicht goldbraun ist, etwa 2 Minuten. Gemüsebrühe und Estragon hinzugeben und mit dem Schneebesen rühren, bis die Soße glatt ist und keine Mehlklumpen mehr enthält.
4. Die Hitze auf mittlere bis hohe Stufe erhöhen, die Pilzmischung zurück in die Pfanne geben und zum Kochen bringen. Die Hitze auf niedrige Stufe reduzieren und zugedeckt

köcheln lassen, bis die Mischung eingekocht ist, etwa 8 Minuten. Sojasauce einrühren. Gegebenenfalls die Gewürze anpassen.

Herzhafte vegetarische Cashew-Kartoffeln

Zubereitung:10 Minuten

Kochen:43 Minuten

Gesamt:53 Minuten

Portionen:6

Zutaten

- 4 Tassen gewürfelte Kartoffeln
- 1 (16 Unzen) Dose gewürfelte Tomaten
- ¾ Tasse gehackte Zwiebel
- 3 Esslöffel Butter
- 1 ½ Teelöffel gehackter Knoblauch
- ½ Teelöffel Salz
- 1 ½ Tassen Cashewnüsse
- 1 ½ Unzen frischer Spinat
- 1 ½ Teelöffel rote Pfefferflocken
- 1 Tasse geschredderter Cheddar-Käse
- ¼ Tasse Ranch-Dressing
- ¼ Tasse scharfe Sauce, oder nach Geschmack

Zubereitung

1. Kartoffeln, Tomatenwürfel, Zwiebel, Butter, Knoblauch und Salz in einem Topf zum Kochen bringen. Die Hitze reduzieren, den Deckel auflegen und 25 Minuten lang köcheln lassen, dabei alle 10 Minuten umrühren. Den Deckel abnehmen und weitere 10 Minuten kochen lassen.

2. Cashewnüsse und Spinat unter die Kartoffelmischung rühren; kochen, bis der Spinat leicht verwelkt ist, etwa 3 Minuten.
3. Die Kartoffelmischung in eine Servierschüssel geben und mit Cheddar-Käse, Ranch-Dressing und scharfer Soße garnieren.

Herzhafte vegetarische Enchilada-Suppe

Zubereitung:15 Minuten

Kochen:27 Minuten

Gesamt:42 Minuten

Portionen:8

Zutaten

- 2 Esslöffel Pflanzenöl
- 1 Tasse gehackte Zwiebel
- 1 Tasse gehackte grüne Paprikaschoten
- 2 Knoblauchzehen, gehackt
- 4 Tassen abgetropftes weißes Maismehl aus der Dose
- 2 (14,5 Unzen) Dosen gewürfelte Tomaten mit grünen Chilischoten
- 2 (14 Unzen) Dosen Gemüsebrühe
- 2 (14 Unzen) Dosen milde rote Enchilada-Sauce
- 1 (15 Unzen) Dose schwarze Bohnen, nicht abgetropft
- 1 (15 Unzen) Dose rote Kidneybohnen, nicht abgetropft
- 2 (4,5 Unzen) Dosen gewürfelte grüne Chilischoten
- 2 (2,25 Unzen) Dosen geschnittene schwarze Oliven, abgetropft
- 1 Prise Salz zum Abschmecken
- 8 Unzen Mais-Tortilla-Chips, oder nach Belieben
- ¼ Becher saure Sahne, oder nach Geschmack
- ¼ Tasse geschredderte mexikanische Käsemischung, oder nach Belieben

Zubereitung

1. Öl in einem großen Suppentopf bei mittlerer Hitze erhitzen; Zwiebel, grüne Paprika und Knoblauch hinzufügen. Kochen und rühren, bis Zwiebel und Paprika weich sind, 2 bis 3 Minuten.

2. Maismehl, gewürfelte Tomaten mit grünen Chilischoten, Gemüsebrühe, Enchiladasauce, schwarze Bohnen, Kidneybohnen, grüne Chilischoten und Oliven unter die Zwiebelmischung mischen; zum Kochen bringen. Die Hitze auf mittlere bis niedrige Stufe reduzieren und köcheln lassen, bis sich die Aromen verbinden, etwa 20 Minuten. Die Suppe mit Salz abschmecken.
3. Tortilla-Chips in Servierschalen geben und mit der Suppe übergießen. Jede Schale mit saurer Sahne und mexikanischer Käsemischung garnieren.

Vegetarischer Borschtsch

Zubereitung:15 Minuten

Kochen:45 Minuten

Gesamt:60 Minuten

Portionen:6

Zutaten

- 2 kleine Rüben, geschält und grob geraspelt
- 3 Esslöffel Essig
- 2 Esslöffel Pflanzenöl, oder nach Bedarf
- 1 Zwiebel, gehackt
- 2 Karotten, grob geraspelt
- 8 Tassen Wasser
- ¼ mittlerer Kohlkopf, zerkleinert
- ¾ Tasse trockene gelbe Linsen
- 3 mittelgroße Kartoffeln, geschält und gewürfelt
- Salz und Pfeffer zum Abschmecken
- 2 Esslöffel Tomatenmark
- 2 Esslöffel saure Sahne, oder mehr nach Geschmack
- 2 Esslöffel gehackter frischer Dill

Zubereitung

1. Rote Bete und Essig in einer kleinen Pfanne bei schwacher Hitze vermischen. Unter Rühren kochen, bis sie weich sind, etwa 15 Minuten.
2. Öl in einer großen Pfanne bei schwacher Hitze erhitzen, während die Rote Bete kocht. Die Zwiebel hinzufügen und 2 Minuten lang rühren. Die Karotten hinzufügen und unter gelegentlichem Rühren etwa 10 Minuten weich kochen. Beiseite stellen.

3. In der Zwischenzeit Wasser in einem großen Topf zum Kochen bringen und Kohl und Linsen hinzufügen. 10 Minuten kochen. Kartoffeln hinzufügen und weitere 10 Minuten kochen. Die gekochten Rüben und die Zwiebel-Karotten-Mischung unterrühren. Mit Salz und Pfeffer würzen. Tomatenmark hinzugeben und köcheln lassen, bis das Gemüse weich ist, etwa 10 Minuten länger. Mit saurer Sahne und Dill servieren.

Vegetarischer Hoppin' John

Zubereitung:10 Minuten

Kochen:35 Minuten

Gesamt:45 Minuten

Portionen:6

Zutaten

- 2 ½ Tassen Gemüsebrühe
- 1 Tasse Langkornreis
- 2 Esslöffel Olivenöl
- 1 Zwiebel, gehackt
- 2 (15 Unzen) Dosen schwarzäugige Erbsen, abgespült und abgetropft
- ½ Teelöffel Cajun-Gewürz

Zubereitung

1. Brühe und Reis in einem Kochtopf zum Kochen bringen. Die Hitze auf mittlere bis niedrige Stufe reduzieren und zugedeckt 20 bis 25 Minuten köcheln lassen, bis der Reis weich ist und die Flüssigkeit aufgesogen wurde.
2. Olivenöl in einem Topf bei mittlerer bis hoher Hitze erhitzen. Die Zwiebel im heißen Öl anbraten, bis sie glasig ist, 5 bis 7 Minuten. Reis, Erbsen und Cajun-Gewürz unter die Zwiebel rühren, den Topf mit einem Deckel abdecken und kochen, bis sich die Aromen vermischen, etwa 10 Minuten.

Rauchige vegetarische Kartoffelsuppe

Zubereitung:15 Minuten

Kochen:30 Minuten

Gesamt:45 Minuten

Portionen:4

Zutaten

- 2 Esslöffel gesalzene Butter, geteilt
- 1 Esslöffel Olivenöl
- ½ Zwiebel, gewürfelt
- 1 Teelöffel Knoblauchsalz
- 1 Teelöffel getrockneter Estragon
- 2 Spritzer Flüssigrauch-Aroma
- 3 Kartoffeln, geschält und gewürfelt
- 3 Tassen Gemüsebrühe
- 1 Esslöffel Speisestärke
- 1 Tasse Halb-und-Halb
- ¼ Tasse geschredderter scharfer Cheddar-Käse, oder nach Geschmack
- 2 Esslöffel gehackte frische Petersilie, oder nach Belieben

Zubereitung

1. 1 Esslöffel Butter und Olivenöl in einem Suppentopf bei mittlerer Hitze erhitzen. Die Zwiebel hinzufügen und etwa 3 Minuten anbraten. Knoblauchsalz, Estragon und Flüssigrauch hinzugeben und 2 bis 4 Minuten weiterbraten, bis die Zwiebel glasig ist. Kartoffeln und Gemüsebrühe hinzugeben und zum Kochen bringen. Kochen, bis die Kartoffeln weich sind und die Brühe auf etwa 1 Tasse reduziert ist, 15 bis 20 Minuten.
2. Inzwischen den restlichen 1 Esslöffel Butter in einer Pfanne bei mittlerer Hitze schmelzen. Die Speisestärke einrühren und vollständig verrühren, dabei darauf achten, dass sie nicht anbrennt. Halbfett hinzugeben und 3 bis 5 Minuten kochen lassen, bis es eindickt. Zur Kartoffelmischung geben und 2 bis 3 Minuten durchwärmen. Mit Cheddar-Käse und Petersilie garnieren.

Vegetarische Tortilla-Suppe mit Avocado

Zubereitung:20 Minuten

Kochen:40 Minuten

Gesamt:60 Minuten

Portionen:8

Zutaten

- 3 Mehltortillas, in Streifen geschnitten
- Kochspray
- 1 Esslöffel Erdnussöl, oder nach Bedarf
- 1 ½ Tassen gehackte Zwiebel
- ¼ Tasse gehackte rote Paprikaschoten
- 2 Knoblauchzehen, gehackt
- 1 (14,5 Unzen) Dose geschmorte Tomaten mit Saft, gehackt
- 2 Tassen gewürfelte Zucchini
- 2 Tassen gefrorener Zuckermais
- ½ Tasse gewürfelte Champignons
- 5 Tassen Gemüsebrühe
- ¾ Esslöffel Chilipulver
- 1 ½ Teelöffel scharfe Pfeffersauce
- Salz und gemahlener schwarzer Pfeffer nach Geschmack
- 2 Esslöffel gehackter frischer Koriander
- 1 Avocado - geschält, entkernt und in Scheiben geschnitten
- 1 Tasse geschredderter Monterey Jack-Käse

Zubereitung

1. Den Ofen auf 375 Grad F (190 Grad C) vorheizen.
2. Tortillastreifen auf ein Backblech legen und leicht mit Kochspray bestreichen.
3. Im vorgeheizten Backofen 8 bis 10 Minuten goldgelb und knusprig backen.
4. Erdnussöl in einem Suppentopf bei mittlerer Hitze erhitzen; Zwiebel, rote Paprika und Knoblauch anbraten, bis die Zwiebel glasig ist, 5 bis 10 Minuten. Tomaten mit Saft, Zucchini, Mais und Pilze hinzugeben und 3 bis 4 Minuten braten, bis die Zucchini leicht weich sind.
5. Gemüsebrühe, Chilipulver, scharfe Soße, Salz und Pfeffer in die Gemüsemischung einrühren; zum Kochen bringen. Die Hitze reduzieren und die Suppe köcheln lassen, bis das Gemüse weich ist (20 bis 25 Minuten). Koriander unter die Suppe rühren und den Topf vom Herd nehmen.

6. Die Suppe in Servierschalen füllen und mit Tortillastreifen, Avocadoscheiben und Monterey Jack-Käse garnieren.

Vegetarische gebratene Bohnen

Vorbereitung:15 Minuten

Kochen:4 Stunden 15 Minuten

Gesamt:4 Stunden 30 Minuten

Portionen:12

Zutaten

- 1 Pfund trockene Pintobohnen, abgespült
- 2 Esslöffel gehackter Knoblauch, geteilt
- 1 mittelgroße Tomate, gewürfelt
- 2 Esslöffel gemahlener Kreuzkümmel
- 1 Esslöffel Chilipulver
- 2 Esslöffel Olivenöl
- Salz zum Abschmecken

Zubereitung

1. Die Bohnen in einen großen Topf geben und mit einem Zoll Wasser bedecken. Bei starker Hitze zum Kochen bringen. Wenn die Bohnen kochen, abgießen und in denselben Topf zurückgeben. Die Bohnen mit einem Zentimeter Wasser bedecken und 1 Esslöffel Knoblauch, die Tomate, den Kreuzkümmel und das Chilipulver einrühren. Bei starker Hitze zum Kochen bringen, dann die Hitze auf niedrige Stufe reduzieren und köcheln lassen, bis die Bohnen sehr weich sind, etwa 3 Stunden und 45 Minuten, dabei nach Bedarf Wasser hinzufügen.
2. Sobald die Bohnen gekocht sind, pürieren Sie sie mit dem restlichen Esslöffel Knoblauch, dem Öl und Salz nach Geschmack; verwenden Sie nach Bedarf zusätzliches Wasser, um die gewünschte Konsistenz zu erreichen. Bei schwacher Hitze 30 Minuten köcheln lassen, dabei gelegentlich umrühren. Servieren.

Vegetarische Auberginen-Frikadellen

Zubereitung:15 Minuten

Kochen:45 Minuten

Nachschlag:15 Minuten

Gesamt:75 Minuten

Portionen:6

Zutaten

- 3 Esslöffel Olivenöl, oder mehr nach Bedarf
- 1 Zwiebel, gehackt
- 6 Knoblauchzehen, gehackt, oder mehr nach Geschmack
- 1 Aubergine, geschält und gewürfelt
- 10 Blätter frisches Basilikum, gehackt
- ¾ Teelöffel getrockneter Oregano
- ½ Teelöffel getrockneter Thymian
- Salz und gemahlener schwarzer Pfeffer zum Abschmecken
- ⅓ Tasse geriebener Parmesankäse
- ½ Tasse Panko-Brotkrumen

Zubereitung

1. Olivenöl in einer Pfanne bei mittlerer Hitze erhitzen; Zwiebel und Knoblauch darin unter Rühren 5 bis 10 Minuten dünsten. Auberginen, Basilikum, Oregano, Thymian, Salz und Pfeffer zur Zwiebelmischung geben; kochen und rühren, dabei gelegentlich mit einem Holzlöffel zerdrücken, bis die Auberginen durchgegart sind, aber noch Form haben, etwa 10 Minuten. Die Pfanne vom Herd nehmen und die Mischung auf Zimmertemperatur abkühlen lassen.
2. Den Ofen auf 400 Grad F (200 Grad C) vorheizen. Ein Backblech mit einer Silikonmatte (z. B. Silpat) auslegen.
3. Parmesan und Semmelbrösel unter die Auberginenmischung mischen; 15 bis 18 Frikadellen" formen. Die Frikadellen auf dem vorbereiteten Backblech verteilen.
4. Im vorgeheizten Ofen unter gelegentlichem Wenden backen, bis sie von allen Seiten gebräunt sind, etwa 30 Minuten.

GEMÜSE

Leicht gebratenes Gemüse

Zubereitung:30 Minuten

Kochen:20 Minuten

Gesamt:50 Minuten

Portionen:8

Zutaten

- 5 Tassen Blumenkohlröschen
- 5 Tassen Brokkoliröschen
- 1 Pfund frischer Spargel, gestutzt und halbiert
- 4 mittelgroße Karotten, in Stäbchen geschnitten
- 1 mittelgroße rote Paprikaschote, in Stäbchen geschnitten
- 1 mittelgroße rote Zwiebel, in Scheiben geschnitten und in Ringe geteilt
- ½ Tasse Olivenöl
- 3 Esslöffel Zitronensaft
- 3 Knoblauchzehen, gehackt
- 1 Esslöffel getrockneter Rosmarin, zerkleinert
- 1 Teelöffel Salz
- 1 Teelöffel gemahlener schwarzer Pfeffer

Zubereitung

1. Heizen Sie den Backofen auf 200 Grad Celsius vor.
2. Blumenkohl, Brokkoli, Spargel, Karotten, Paprika und Zwiebel in einer großen Schüssel mischen.
3. Olivenöl, Zitronensaft, Knoblauch, Rosmarin, Salz und Pfeffer in einer kleinen Schüssel verquirlen. Über das Gemüse träufeln und durchschwenken. Auf 2 umrandete Backbleche geben.
4. Im vorgeheizten Ofen unter gelegentlichem Wenden 20 bis 25 Minuten rösten, bis das Gemüse weich ist.

Gewürfelter Kartoffelauflauf mit Gemüse

Zubereitung:20 Minuten

Kochen:32 Minuten

Gesamt:52 Minuten

Portionen:4

Zutaten

- 1 Pfund Kartoffeln, geschält und gewürfelt
- ¼ Tasse Butter, aufgeteilt
- 1 Zwiebel, gewürfelt
- 1 Pfund Zucchini, in große Würfel geschnitten
- 1 Teelöffel Kräuter der Provence
- Salz und gemahlener schwarzer Pfeffer zum Abschmecken
- 1 Tomate, in große Würfel geschnitten
- 1 ¼ Tassen geriebener Parmesankäse
- 1 Tasse grob geriebener Gruyere-Käse
- 1 Tasse trockenes Paniermehl

Zubereitung

1. Kartoffeln in einen großen Topf geben und mit Salzwasser bedecken; zum Kochen bringen. Die Hitze auf mittlere bis niedrige Stufe reduzieren und köcheln lassen, bis sie fast weich sind, etwa 15 Minuten. In einem Sieb abtropfen lassen.
2. Den Ofen auf 175 Grad Celsius vorheizen. Eine große Auflaufform einfetten.
3. Während die Kartoffeln kochen, 2 Esslöffel Butter in einer großen Pfanne zerlassen und die Zwiebel darin weich und glasig dünsten, etwa 5 Minuten. Die Zucchini hinzufügen und etwa 5 Minuten lang kochen, bis sie weich sind. Mit Kräutern der Provence, Salz und Pfeffer würzen, umrühren und 1 Minute weiterbraten. Abgetropfte Kartoffeln und Tomaten hinzufügen und 2 Minuten kochen lassen.
4. Parmesankäse und Gruyere-Käse in einer Schüssel mischen. Die Hälfte der Käsemischung unter die Kartoffel-Gemüse-Mischung rühren und in die Auflaufform geben.
5. Die restlichen 2 Esslöffel Butter schmelzen und mit der restlichen Käsemischung und den Semmelbröseln vermengen. Gleichmäßig auf der Kartoffel-Gemüse-Mischung in der Auflaufform verteilen.
6. Im vorgeheizten Ofen backen, bis der Käse gebräunt und knusprig ist, 15 bis 25 Minuten.

Rindfleisch mit Gemüse

Zubereitung:10 Minuten

Kochen:30 Minuten

Gesamt:40 Minuten

Portionen:4

Zutaten

- 8 Unzen Rinderfilet, in 1/2-Zoll-Streifen geschnitten
- 2 Esslöffel Pflanzenöl
- 1 Zwiebel, gehackt
- 1 Knoblauchzehe, gehackt
- 1 Teelöffel gehackte frische Ingwerwurzel
- 1 grüne Paprika, gehackt
- 1 Karotte, gehackt
- 1 (10,5 Unzen) Dose Rinderbrühe
- 1 Esslöffel Speisestärke
- 1 Teelöffel weißer Zucker
- 1 Esslöffel Sojasauce
- 1 Esslöffel Austernsauce
- Salz und Pfeffer zum Abschmecken

Zubereitung

1. In einer großen Pfanne bei mittlerer Hitze die Rindfleischscheiben in Öl 5 Minuten anbraten, bis sie gut gebräunt sind. Zwiebel, Knoblauch und Ingwer hinzugeben und weitere 5 Minuten anbraten. Dann die grüne Paprika, die Karotte und die Rinderbrühe hinzugeben. Die Hitze auf niedrige Stufe reduzieren und köcheln lassen.
2. In der Zwischenzeit in einer separaten kleinen Schüssel Maismehl, Zucker, Sojasauce und ggf. Austernsauce vermischen. Gründlich umrühren, so dass eine glatte Paste entsteht. Diese langsam unter Rühren zum köchelnden Rindfleisch und Gemüse geben und bis zur gewünschten Dicke köcheln lassen. Nach Belieben mit Salz und Pfeffer würzen.

Gegrilltes Gemüse mit Balsamico-Essig

Zubereitung:15 Minuten

Garen:10 Minuten

Zusätzlich:45 Minuten

Gesamt:70 Minuten

Portionen:8

Zutaten

- ½ Tasse Olivenöl
- 2 Esslöffel Sojasauce
- 2 Esslöffel Balsamico-Essig
- ½ Teelöffel Salz
- ½ Teelöffel gemahlener schwarzer Pfeffer
- 2 mittelgroße Auberginen, in 1/2-Zoll-Scheiben geschnitten
- 3 mittelgroße Zucchinis, in 1/2-Zoll-Scheiben geschnitten
- 2 mittelgroße grüne Paprikaschoten, in 1/2-Zoll-Scheiben geschnitten

Zubereitung

1. Olivenöl, Sojasauce, Balsamico-Essig, Salz und Pfeffer in einer großen Schüssel verquirlen. Auberginen, Zucchini und Paprika in der Sojasaucenmarinade schwenken. Etwa 45 Minuten marinieren lassen.
2. Den Grill auf mittlere Hitze vorheizen und den Rost leicht einölen. Nehmen Sie das Gemüse aus der Marinade und schütteln Sie den Überschuss ab.
3. Das Gemüse auf dem vorgeheizten Grill 10 bis 15 Minuten grillen, dabei mit der Marinade bestreichen. Das gekochte Gemüse auf eine Platte geben und mit der restlichen Marinade servieren.

Schnelles mediterranes Gemüse

Zubereitung:20 Minuten

Kochen:10 Minuten

Gesamt:30 Minuten

Portionen:2

Zutaten

- 1 Esslöffel Olivenöl
- ½ Zwiebel, gewürfelt
- 2 Möhren, in Scheiben geschnitten
- 1 grüne Paprika, gewürfelt
- 1 rote Paprika, gewürfelt
- 1 Fenchelknolle, in dünne Scheiben geschnitten
- 2 Teelöffel getrocknete italienische Kräutermischung, oder nach Geschmack
- Salz und frisch gemahlener schwarzer Pfeffer nach Belieben

Zubereitung

1. Das Olivenöl in einer großen Pfanne erhitzen und die Zwiebel darin etwa 5 Minuten weich und glasig dünsten. Möhren, Paprika und Fenchel hinzufügen und unter gelegentlichem Rühren 5 bis 10 Minuten kochen, bis sie weich, aber noch bissfest sind. Mit italienischen Kräutern, Salz und Pfeffer würzen.

Leichtes gegrilltes Gemüse

Zubereitung:20 Minuten

Garen:10 Minuten

Gesamt:30 Minuten

Portionen:6

Zutaten

- 2 gelbe Kürbisse, in Scheiben geschnitten
- 2 Zucchini, in Scheiben geschnitten
- 1 mittelgroße gelbe Paprika, gewürfelt
- 1 mittelgroße rote Paprika, gehackt
- 1 mittelgroße orangefarbene Paprika, gehackt
- 1 mittelgroße grüne Paprika, gehackt
- 1 Tasse geschnittene süße Zwiebel
- 1 Tasse in Scheiben geschnittene Portobello-Pilze
- 3 Esslöffel Olivenöl
- 2 Esslöffel Knoblauch- und Kräutergewürzmischung (z. B. Mrs. Dash)
- 1 Esslöffel Balsamico-Essig
- ½ Teelöffel Meersalz
- ½ Teelöffel gemahlener schwarzer Pfeffer
- 1 Teelöffel Olivenöl, oder nach Bedarf

Zubereitung

1. Heizen Sie einen Außengrill auf mittlerer bis hoher Stufe vor.
2. Kombinieren Sie gelben Kürbis, Zucchini, Paprika, Zwiebeln und Pilze in einer großen Schüssel. Mit 3 Esslöffeln Olivenöl, der Knoblauch- und Kräutermischung, Balsamico-Essig, Salz und Pfeffer vermengen.
3. Erhitzen Sie 1 Teelöffel Olivenöl in einer griffbereiten Pfanne auf dem vorgeheizten Grill. Das Gemüse hineingeben und unter ständigem Rühren grillen, bis Kürbis und Zucchini undurchsichtig und die Paprika noch leicht knusprig sind, 8 bis 10 Minuten.

Gebratenes Gemüse

Zubereitung:15 Minuten

Garen:40 Minuten

Gesamt:55 Minuten

Portionen:12

Zutaten

- 1 kleiner Butternusskürbis, gewürfelt
- 2 rote Paprikaschoten, entkernt und gewürfelt
- 1 Süßkartoffel, geschält und gewürfelt
- 3 Yukon-Gold-Kartoffeln, gewürfelt
- 1 rote Zwiebel, geviertelt
- 1 Esslöffel gehackter frischer Thymian
- 2 Esslöffel gehackter frischer Rosmarin
- ¼ Tasse Olivenöl
- 2 Esslöffel Balsamico-Essig
- Salz und frisch gemahlener schwarzer Pfeffer

Zubereitung

1. Den Ofen auf 475 Grad F (245 Grad C) vorheizen.
2. In einer großen Schüssel den Kürbis, die rote Paprika, die Süßkartoffel und die Yukon-Gold-Kartoffeln vermischen. Die roten Zwiebelviertel in Stücke schneiden und zu der Mischung geben.
3. In einer kleinen Schüssel Thymian, Rosmarin, Olivenöl, Essig, Salz und Pfeffer verrühren. Mit dem Gemüse mischen, bis es bedeckt ist. Gleichmäßig in einer großen Bratpfanne verteilen.
4. Im vorgeheizten Backofen 35 bis 40 Minuten braten, dabei alle 10 Minuten umrühren, bis das Gemüse durchgegart und gebräunt ist.

Kaisergemüse und Nudeln

Zubereitung:15 Minuten

Kochen:5 Minuten

Insgesamt:20 Minuten

Portionen:4

Zutaten

- 1 (500 Gramm) Packung Europe's Best Imperial Blend Gemüse
- 1 Packung (12 Unzen) gedämpfte Chow-Mein-Nudeln nach kantonesischer Art
- 1 ½ Tassen Imagine Bio-Gemüsebrühe
- 2 Esslöffel natürlich gebraute Sojasauce
- 2 Esslöffel Speisestärke
- 1 ½ Teelöffel Sesamöl
- 1 Esslöffel Spectrum Naturals Rapsöl
- 1 (170 Gramm) Packung Yves Veggie Cuisine Hühner- oder Rindfleisch-Veggie-Tender
- 1 Esslöffel geriebener frischer Ingwer
- 1 Teelöffel gehackter Knoblauch
- ¼ Tasse gehackte grüne Zwiebel

Zubereitung

1. Gemüse auftauen; gut abtropfen lassen. Beiseite stellen.
2. Nudeln nach Packungsanweisung zubereiten. Beiseite stellen und warm halten.
3. Sauce zubereiten: In einer kleinen Schüssel Brühe und Sojasauce verrühren. Speisestärke einrühren. Sesamöl einrühren. Beiseite stellen.
4. In einer großen antihaftbeschichteten Pfanne bei mittlerer bis hoher Hitze Öl erhitzen. Hähnchenteile, Ingwer und Knoblauch hinzufügen und 1 Minute unter Rühren anbraten. Gemüse hinzufügen; 2 Minuten unter Rühren braten. Die Sauce einrühren; die Hitze reduzieren und etwa 2 Minuten köcheln lassen, bis sie eingedickt ist.
5. Gemüsemischung über die Nudeln gießen. Mit grünen Zwiebeln garnieren. Stäbchen in die Hand nehmen und loslegen!

Deftiger Puteneintopf mit Gemüse

Zubereitung:15 Minuten

Kochen:50 Minuten

Gesamt:65 Minuten

Portionen:4

Zutaten

- 2 Esslöffel Butter
- 2 Zwiebeln, gewürfelt
- 1 Stange Staudensellerie, in 1 Zoll große Stücke geschnitten
- 2 Karotten, geschält und in 1-Zoll-Stücke geschnitten
- 2 Kartoffeln, geschält und in Würfel geschnitten
- 3 Esslöffel Allzweckmehl
- 3 Tassen Hühnerbrühe
- ¼ Teelöffel getrockneter Majoran
- 2 Putenbrusthälften ohne Haut und Knochen, in Würfel geschnitten
- 1 grüne Paprika, gewürfelt

Zubereitung

1. Die Butter in einem Topf bei mittlerer Hitze schmelzen. Die Zwiebeln in den Topf geben und weich dünsten. Staudensellerie und Karotten einrühren und weich kochen. Die Kartoffeln und das Mehl einrühren. Die Hühnerbrühe hinzugeben und die Suppe mit Majoran würzen. Truthahn in den Topf geben und zum Kochen bringen. Die Hitze auf niedrige Stufe reduzieren, abdecken und 30 Minuten köcheln lassen.
2. Das Grünzeug mischen

Gebratenes Rosmarin-Huhn und Gemüse

Portionen:4

Ausbeute:4 Portionen

Zutaten

- ⅓ Tasse Olivenöl
- ⅓ Tasse Balsamico-Essig
- 1 Esslöffel getrockneter Rosmarin
- ½ Teelöffel zerstoßene rote Pfefferflocken
- 1 Knoblauchzehe, gehackt
- 4 Hühnerbrüste ohne Haut und ohne Knochen
- 1 grüne Paprika, in Scheiben geschnitten
- 1 rote Paprikaschote, in Scheiben geschnitten
- 1 kleine rote Zwiebel, geviertelt
- 3 Karotten, in 1 Zoll große Stücke geschnitten
- 1 Aubergine, in 1/2 Zoll große Würfel geschnitten

Zubereitung

1. Den Ofen auf 400 Grad F (200 Grad C) vorheizen. Ein Backblech mit Alufolie auslegen und mit Kochspray bestreichen.
2. In einer großen Schüssel Olivenöl, Balsamico-Essig, Rosmarin, rote Pfefferflocken und Knoblauch vermischen. Das Hähnchen in die Schüssel geben und 5 Minuten marinieren. In eine Auflaufform geben und die Marinade in der Schüssel aufbewahren.
3. Grüne Paprika, rote Paprika, rote Zwiebeln, Karotten und Auberginen in die Marinade geben und durchschwenken. In einer einzigen Schicht auf dem vorbereiteten Backblech anordnen.
4. Das Hähnchen und das Gemüse in den vorgeheizten Ofen schieben. Das Hähnchen 20 Minuten backen, oder bis der Saft austritt. Das Gemüse 35 Minuten backen, oder bis die Ränder des Gemüses braun werden.

Gebratenes indisch gewürztes Gemüse

Zubereitung:15 Minuten

Kochen:30 Minuten

Gesamt:45 Minuten

Portionen:4

Zutaten

- 3 Esslöffel Olivenöl
- 2 Teelöffel Garam Masala
- 1 Teelöffel Salz
- 2 mittelgroße Kartoffeln, geschält und in 1-Zoll-Würfel geschnitten
- 2 Tassen Blumenkohlröschen
- 1 mittelgroße gelbe Zwiebel, in 1/2-Zoll-Keile geschnitten
- 2 Esslöffel gehackter Koriander

Zubereitung

1. Den Ofen auf 425 Grad F (220 Grad C) vorheizen. Ein Backblech mit Pergamentpapier auslegen.
2. Olivenöl, Garam Masala und Salz in einer kleinen Schüssel verquirlen. Kartoffeln, Blumenkohl und Zwiebeln in einer großen Schüssel mischen. Mit der Ölmischung beträufeln und durchschwenken, um sie zu überziehen. Das Gemüse auf dem vorbereiteten Backblech ausbreiten.
3. Im vorgeheizten Ofen rösten, dabei alle 10 Minuten umrühren, bis das Gemüse zart ist und die Ränder gebräunt sind (30-35 Minuten). Aus dem Ofen nehmen und mit Koriander bestreuen.

Pikant geröstetes Gemüse

Zubereitung:15 Minuten

Kochen:10 Minuten

Gesamt:25 Minuten

Portionen:6

Zutaten

- 1 Tasse Brokkoli-Röschen
- ½ Tasse Blumenkohlröschen
- ½ Tasse grüne Paprika, in Scheiben geschnitten
- ½ Tasse gewürfelte rote Paprika
- ½ Tasse gewürfelte Aubergine
- 1 ⅓ Esslöffel Olivenöl
- 1 Teelöffel Knoblauchpulver
- 1 Teelöffel Paprikapulver
- 1 Teelöffel gehackte Zwiebel
- ½ Teelöffel Cayennepfeffer
- ½ Teelöffel gemahlener schwarzer Pfeffer
- ½ Teelöffel Salz

Zubereitung

1. Heizen Sie den Ofen auf 450 Grad F (230 Grad C) vor. Ein Backblech mit Alufolie auslegen.
2. Brokkoli, Blumenkohl, Paprika, Auberginen, Olivenöl, Knoblauchpulver, Paprika, Zwiebel, Cayennepfeffer, schwarzer Pfeffer und Salz in einer Schüssel mischen.
3. Im vorgeheizten Ofen ca. 10 Minuten rösten, bis er weich ist.

Briam (Griechisches Mischgemüse in Tomatensoße)

Zubereitung:30 Minuten Kochen:1 Stunde 10 Minuten

Gesamt:1 Stunde 40 Minuten

Portionen:12

Zutaten

- 4 Tomaten
- ½ Tasse Olivenöl
- 2 Esslöffel Rotweinessig
- 2 Esslöffel Weißzucker
- ⅓ Tasse gehackte frische Petersilie
- ⅓ Tasse gehackte frische Minze
- ⅓ Tasse gehacktes frisches Basilikum
- 2 Esslöffel frischer Oregano
- ¼ Tasse Kapern
- 2 Zehen Knoblauch
- Salz und gemahlener schwarzer Pfeffer zum Abschmecken
- 2 Esslöffel Olivenöl
- 2 Zwiebeln, in Scheiben geschnitten
- 2 Kartoffeln, in Scheiben geschnitten
- 2 Auberginen, in Scheiben geschnitten
- 3 Zucchini, in Scheiben geschnitten
- 3 grüne Paprikaschoten, in Scheiben geschnitten
- 2 Tassen Okra

Zubereitung

1. Den Ofen auf 350 Grad F (175 Grad C) vorheizen. Drei der Tomaten, 1/2 Tasse Olivenöl, Rotweinessig, Zucker, Petersilie, Minze, Basilikum, Oregano, Kapern und Knoblauch in die Schüssel einer Küchenmaschine geben und zu einer frischen Tomatensauce verarbeiten. Mit Salz und schwarzem Pfeffer würzen; beiseite stellen. Die restliche Tomate in Stücke schneiden und beiseite stellen.
2. 2 Esslöffel Olivenöl in einer Pfanne bei mittlerer Hitze erhitzen und die Zwiebeln darin unter Rühren ca. 10 Minuten goldgelb braten.
3. Zwiebeln, Kartoffeln, Auberginen, Zucchini, Paprika, Okra, die reservierte, gehackte Tomate und die frische Tomatensoße verrühren und in eine große Auflaufform geben. Bei Bedarf etwas Wasser einrühren, damit das Gemüse gerade mit der Sauce bedeckt ist.
4. Im vorgeheizten Backofen backen, bis das Gemüse weich ist, etwa 1 Stunde.

Kreolisches Gemüse

Zubereitung:20 Minuten

Kochen:1 Stunde

Gesamt:1 Stunde 20 Minuten

Portionen:6

Zutaten

- ½ Pfund Speck
- 2 Esslöffel Speckfett
- ½ Tasse fein gehackte Zwiebel
- ½ Tasse fein gehackte grüne Paprika
- 2 Tassen gehackte, geschälte Tomaten
- 2 Tassen gehackte frische grüne Bohnen
- ¾ Teelöffel Salz
- ⅛ Teelöffel Pfeffer
- 1 ½ Tassen frische Maiskörner, vom Maiskolben geschnitten
- 3 Esslöffel Allzweckmehl
- 3 Esslöffel Wasser
- 1 Tasse evaporierte Milch

Zubereitung

1. In einer großen Pfanne bei mittlerer Hitze den Speck anbraten, bis er gleichmäßig braun ist. Beiseite stellen und 2 Esslöffel Speckfett aufbewahren. Zwiebel und grüne Paprika im Speckfett anbraten, bis sie weich sind. Tomaten, grüne Bohnen, Salz und Pfeffer einrühren. Abdecken und 15 Minuten köcheln lassen. Mais einrühren, abdecken und weiter kochen, bis das Gemüse weich ist, etwa 20 Minuten.
2. In einer kleinen Schüssel Mehl und Wasser vermischen. In das Gemüse einrühren und etwa 2 Minuten kochen lassen, bis es eindickt. Vom Herd nehmen und die Kondensmilch einrühren. Den Speck darüber bröckeln. Sofort servieren.

Heilbutt mit Gemüse

Zubereitung:15 Minuten

Garen:20 Minuten

Zugabe:10 Minuten

Gesamt:45 Minuten

Portionen:6

Zutaten

- 2 Pfund Heilbuttfilets
- Salz und Pfeffer nach Geschmack
- ¼ Tasse Olivenöl
- ½ Tasse gehackte frische Petersilie
- 1 gelbe Zwiebel, in dünne Scheiben geschnitten
- 2 Stangen Staudensellerie, gehackt
- 1 grüne Paprikaschote, gewürfelt
- 1 Dose (16 Unzen) gewürfelte Tomaten
- 2 Esslöffel Kapern
- 4 Knoblauchzehen, gehackt

Zubereitung

1. Den Ofen auf 425 Grad F (220 Grad C) vorheizen.
2. Heilbutt waschen und trocken tupfen. In portionsgerechte Stücke schneiden und in eine 9x13-Zoll-Backform legen. Mit Salz und Pfeffer bestreuen. Olivenöl, Petersilie, Zwiebel, Sellerie, Paprika, Tomaten, Kapern und Knoblauch verrühren und über den Heilbutt gießen.
3. Backen, bis der Heilbutt in der Mitte leicht undurchsichtig ist, etwa 20 Minuten. Aus dem Ofen nehmen; vor dem Servieren 10 Minuten ruhen lassen.

Gorgonzola-Sahne-Sauce

Zubereitung:15 Minuten

Kochen:25 Minuten

Gesamt:40 Minuten

Portionen:6

Zutaten

- 1 Becher schwere Schlagsahne
- Salz und frisch gemahlener schwarzer Pfeffer nach Geschmack
- 1 Prise Cayennepfeffer, oder nach Belieben
- 6 Unzen getrocknete Miniatur-Ravioli
- 3 Unzen zerkrümelter Gorgonzola-Käse
- 2 Esslöffel gehackte italienische Blattpetersilie
- 2 Esslöffel frisch geriebener Parmesankäse
- ½ Apfel, gewürfelt
- ¼ Tasse gehackte, geröstete Walnüsse
- 1 Teelöffel gehackte glatte italienische Petersilie

Zubereitung

1. Eine schwere Pfanne auf mittlere Hitze stellen. Die Sahne in die Pfanne gießen, zum Köcheln bringen und die Sahne unter gelegentlichem Rühren etwa 8 Minuten lang einkochen lassen, bis sie um die Hälfte reduziert ist. Mit Salz, schwarzem Pfeffer und Cayennepfeffer würzen.
2. Bringen Sie einen Topf mit Salzwasser zum Kochen. Die getrockneten Ravioli in das kochende Wasser geben und unter gelegentlichem Rühren kochen, bis die Nudeln weich sind (16 bis 18 Minuten). Die Nudeln abgießen und eine Tasse des Nudelwassers aufbewahren.

3. Gekochte Ravioli vorsichtig unter die Sahnesauce heben und die Hitze auf niedrig stellen. Gorgonzola-Käse unterrühren und vorsichtig rühren, bis er geschmolzen ist. Wenn die Sauce zu dick ist, mit etwas Nudelkochwasser verdünnen.
4. 2 Esslöffel Petersilie und Parmesankäse unterrühren. In eine Servierschüssel umfüllen und mit Apfelwürfeln, Walnüssen und 1 Teelöffel Petersilie bestreuen.

Muttis Hirsch-Barbeque-Sauce

Zubereitung:20 Minuten

Kochen:1 Stunde 10 Minuten

Gesamt:1 Stunde 30 Minuten

Portionen:4

Zutaten

- ¼ Tasse Butter
- 1 kleine Zwiebel, gehackt
- 1 Tasse Ketchup
- 3 Esslöffel Zitronensaft
- 2 Esslöffel Worcestershire-Sauce
- 3 Esslöffel brauner Zucker
- 2 Esslöffel zubereiteter gelber Senf
- Salz und gemahlener schwarzer Pfeffer zum Abschmecken
- 4 (4 Unzen) Hirschsteaks
- 2 Teelöffel Speisestärke
- 1 Esslöffel Wasser

Zubereitung

1. Schmelzen Sie die Butter in einer großen Pfanne bei mittlerer Hitze. Braten Sie die Zwiebel in der geschmolzenen Butter unter Rühren, bis sie weich ist, etwa 5 Minuten. Rühren Sie den Ketchup, den Zitronensaft, die Worcestershire-Sauce, den braunen Zucker und den gelben Senf in die Zwiebel und die Butter; lassen Sie die Mischung vollständig erwärmen.
2. Erhitzen Sie eine separate Pfanne bei mittlerer bis hoher Hitze. Die Steaks mit Salz und schwarzem Pfeffer würzen und in der Pfanne von jeder Seite 3 bis 4 Minuten anbraten. Die Steaks in eine 9x13-Zoll-Auflaufform geben. Gießen Sie die Sauce aus der Pfanne über die Steaks.
3. Im vorgeheizten Ofen backen, bis das Fleisch durchgebraten ist und in der Mitte nicht mehr rosa ist, etwa 1 Stunde.
4. Die Steaks aus der Auflaufform auf eine Platte legen und überschüssige Sauce vom Fleisch schütteln. Maisstärke und Wasser in einer kleinen Schüssel glatt rühren und in die in der Auflaufform verbliebene scharfe Sauce einrühren, bis die Mischung zu binden beginnt; zum Servieren über die Steaks gießen.

Ganz besondere Spaghetti-Sauce

Zubereitung:30 Minuten

Kochen:3 Stunden

Gesamt:3 Stunden 30 Minuten

Portionen:12

Zutaten

- ¾ Tasse Olivenöl
- 8 Knoblauchzehen, gehackt
- 3 Pfund Rinderhackfleisch
- 2 große Zwiebeln, gehackt
- 1 grüne Paprikaschote, gehackt
- ¼ Tasse Allzweckmehl
- 2 Tassen trockener Rotwein
- 2 Tassen Tomatensoße
- 4 große Tomaten, geschält und gewürfelt
- 2 (6 Unzen) Dosen Tomatenmark
- 1 ½ Teelöffel Worcestershire-Sauce
- 2 Esslöffel weißer Zucker
- 1 Teelöffel Salz
- 1 ½ Teelöffel Cayennepfeffer
- 1 Teelöffel Selleriesalz
- 1 Esslöffel getrockneter Oregano
- 1 Esslöffel getrocknetes Basilikum
- 1 Pfund frische Champignons, in Scheiben geschnitten

Zubereitung

1. Olivenöl in einem großen Topf auf mittlerer Stufe erhitzen. Knoblauch darin goldbraun anbraten. Rinderhackfleisch, Zwiebeln und grünen Pfeffer hinzugeben. Braten, bis das Rindfleisch gleichmäßig braun und die Zwiebeln weich sind. Mehl einrühren, bis die Masse glatt ist. Rotwein, Tomatensauce, gehackte Tomaten, Tomatenmark, Worcestershire-Sauce und Zucker einrühren. Mit Salz, Cayennepfeffer, Selleriesalz, Oregano und Basilikum würzen. 3 Stunden lang köcheln lassen. Am Ende der Kochzeit die Champignons unterrühren.

Sahnesoße mit Kräutern und ohne Milchprodukte

Zubereitung:10 Minuten

Kochen:5 Minuten

Gesamt:15 Minuten

Portionen:5

Zutaten

- 1 (8 Unzen) Packung Seidentofu
- 1 ½ Tassen Sojamilch
- 2 Esslöffel Sojamargarine
- 2 Esslöffel gehackter Knoblauch
- 1 Esslöffel Nährhefe
- ½ Teelöffel Paprika
- 2 Teelöffel getrocknetes Dillkraut
- ½ Teelöffel salzfreie Kräuter- und Gewürzmischung
- ¼ Tasse Wasser
- 1 Esslöffel Speisestärke

Zubereitung

1. Tofu in einen Mixer oder eine Küchenmaschine zerbröseln. Kurz pürieren, dann Sojamilch, Margarine, Knoblauch, Nährhefe, Paprika, Dill und Gewürzmischung hinzufügen. Verarbeiten Sie die Mischung, bis sie glatt ist.
2. Die Mischung in einen mittelgroßen Kochtopf geben und bei mittlerer Hitze zum Kochen bringen. Die Maisstärke mit dem Wasser vermischen und in den Topf mit der Sauce gießen. Weiter bei mittlerer Hitze kochen, bis die Soße eingedickt ist, etwa 1 Minute. Vom Herd nehmen und die Sauce etwas abkühlen lassen, nach Geschmack abschmecken und über Nudeln oder gebratenem Gemüse servieren.

Jakobsmuscheln mit Weißweinsoße II

Zubereitung:15 Minuten

Kochen:15 Minuten

Gesamt:30 Minuten

Portionen:4

Zutaten

- ½ Tasse Hühnerbrühe
- ¼ Tasse Weißwein
- ½ Zitrone, saftig
- 1 Esslöffel gehackte Schalotte
- 1 Knoblauchzehe, fein gehackt
- ¼ Tasse Butter
- 1 Pfund Jakobsmuscheln
- 1 Esslöffel Olivenöl
- Salz und Pfeffer zum Abschmecken

Zubereitung

1. Heizen Sie den Backofengrill vor.
2. In einer Pfanne bei mittlerer Hitze die Hühnerbrühe, den Wein, den Zitronensaft, die Schalotte und den Knoblauch vermischen. Kochen und rühren, bis der größte Teil der Flüssigkeit eingekocht ist. Die Butter einrühren, bis sie geschmolzen ist.
3. Die Jakobsmuscheln mit Olivenöl bepinseln und mit Salz und Pfeffer würzen. Auf einem Backblech anrichten.
4. Die Jakobsmuscheln im vorgeheizten Backofen auf jeder Seite etwa 2 Minuten grillen, bis sie undurchsichtig sind. Mit der Weinsauce servieren.

Extra-knusprige Brathähnchenstreifen

Zubereitung:15 Minuten

Garen:20 Minuten

Gesamt:35 Minuten

Portionen:4

Zutaten

- 1 ½ Tassen Allzweckmehl
- ¾ Teelöffel Salz
- ½ Teelöffel gemahlener schwarzer Pfeffer
- 2 große Eier
- 4 Esslöffel Wasser
- 1 ½ Pfund entbeinte, hautlose Hähnchenbrustfilets
- 2 Tassen Pflanzenöl zum Braten, oder nach Bedarf

Zubereitung

1. Mehl, Salz und Pfeffer in einer mittelgroßen Schüssel mischen. Eier und Wasser in einer kleinen Schüssel verrühren.
2. Einige Hähnchenstreifen in die Mehlmischung geben und leicht schütteln, um überschüssiges Mehl zu entfernen. Streifen mit Ei bestreichen. Wieder in die Mehlmischung geben und erneut bestreichen; mit der Eimischung wiederholen. Noch einmal mit der Mehlmischung bestreichen und die Streifen auf einen Teller legen, während Sie mit dem restlichen Hähnchen fortfahren.
3. Die Streifen 5 Minuten ruhen lassen, damit sich das Mehl setzen kann.
4. Öl in einer Fritteuse oder einem großen Topf auf 175 Grad erhitzen; das Öl ist fertig, wenn Sie etwas Wasser hineingetropft haben und es brutzelt.
5. Wenn nötig, die Streifen schubweise in das heiße Öl geben. 8 Minuten lang braten. Wenden und weiter braten, bis die Streifen goldbraun sind, in der Mitte nicht mehr rosa sind und der Saft klar herausläuft, weitere 8 Minuten. Ein Thermometer, das in die Mitte gesteckt wird, sollte mindestens 165 Grad F (74 Grad C) anzeigen. Die Streifen auf einen mit Papiertüchern ausgelegten Teller legen, damit das überschüssige Fett abtropfen kann.

Hausgemachte Hoisin-Soße

Zubereitung:10 Minuten

Insgesamt:10 Minuten

Portionen:8

Zutaten

- 6 Esslöffel Sojasauce
- 2 Esslöffel gewürzter Reisessig
- 2 Knoblauchzehen, gepresst
- 2 Teelöffel Sesamöl
- 2 Teelöffel Tahini
- 1 Teelöffel Melasse
- 1 Teelöffel Aprikosenkonfitüre
- ⅔ Teelöffel brauner Zucker
- ⅔ Teelöffel Miso-Paste
- ¼ Teelöffel chinesisches Fünf-Gewürze-Pulver
- ⅛ Teelöffel rote Pfefferflocken

Zubereitung

1. Sojasauce, Reisessig, Knoblauch, Sesamöl, Tahini, Melasse, Aprikosenkonfitüre, braunen Zucker, Miso, Fünf-Gewürze-Pulver und rote Pfefferflocken in ein Glas mit dicht schließendem Deckel geben. Das Glas verschließen und kräftig schütteln, um alles zu vermischen.

Nudelsoße mit italienischer Wurst

Zubereitung:30 Minuten

Kochen:1 Stunde

Gesamt:1 Stunde 30 Minuten

Portionen:6

Zutaten

- 1 Pfund italienische Wurstscheiben
- ½ Pfund mageres Rinderhackfleisch
- 1 Esslöffel Olivenöl
- 1 Zwiebel, gehackt
- 1 Knoblauchzehe, gehackt
- 1 Dose (16 Unzen) Tomaten in Dosen
- 1 (15 Unzen) Dose Tomatensauce in Dosen
- 1 Teelöffel Salz
- ¼ Teelöffel gemahlener schwarzer Pfeffer
- 1 Teelöffel getrocknetes Basilikum
- 1 Teelöffel getrockneter Oregano
- 1 Lorbeerblatt

Zubereitung

1. Die Wurststücke von der Hülle befreien und in 1/2-Zoll-Scheiben schneiden. In einer großen Pfanne die Wurst bei mittlerer Hitze etwa 10 Minuten anbraten; herausnehmen und beiseite stellen.
2. In einer großen Pfanne Rinderhackfleisch, Olivenöl, Knoblauch und Zwiebel bei mittlerer Hitze anbraten, bis das Fleisch schön gebräunt ist; abtropfen lassen.
3. Tomaten und Tomatensauce dazugeben; Salz, gemahlenen schwarzen Pfeffer, Basilikum, Oregano, Lorbeerblatt und Kochwurst untermischen. 1 Stunde lang zugedeckt köcheln lassen, dabei gelegentlich umrühren.
4. Bringen Sie einen großen Topf mit leicht gesalzenem Wasser zum Kochen. Die Nudeln hineingeben und 8 bis 10 Minuten kochen, bis sie bissfest sind; abgießen.
5. Die gekochte Soße mit den heißen Nudeln mischen und das Lorbeerblatt vor dem Servieren aus der Soße entfernen.

Tomatenfreie Tomatensoße

Zubereitung:35 Minuten

Kochen:1 Stunde 42 Minuten

Gesamt:1 Stunde 77 Minuten

Portionen:12

Zutaten

- 1 Esslöffel Rapsöl
- 3 große Lauchstangen, in 1/8-Zoll dicke Scheiben geschnitten
- 1 große süße Zwiebel, gewürfelt
- 2 Schalotten, in Scheiben geschnitten
- 4 Knoblauchzehen, in Scheiben geschnitten
- 12 Möhren, gehackt
- 6 Stangen Staudensellerie, gewürfelt
- 1 kleine Rübe, gehackt
- Salz und gemahlener schwarzer Pfeffer zum Abschmecken
- 1 (14 Unzen) Dose Rinderbrühe
- 1 ½ Tassen Wasser
- ½ Tasse Weißwein
- 1 Esslöffel süße Sojasauce
- 1 ½ Teelöffel Umeboshi-Paste
- 1 Teelöffel Tamarindenpaste

Zubereitung

1. Öl in einem großen Topf bei mittlerer Hitze erhitzen. Lauch, Zwiebel, Schalotten und Knoblauch darin unter Rühren 7 bis 8 Minuten glasig dünsten. Möhren, Sellerie und Rüben hinzufügen und unter Rühren kochen, bis sie anfangen, braun zu werden, etwa 5 Minuten. Mit Salz und Pfeffer würzen.
2. Rinderbrühe, Wasser und Weißwein in den Topf gießen. Die Sauce köcheln lassen, bis Karotten und Rüben weich sind, etwa 1 Stunde 30 Minuten. Sojasauce, Umeboshi-Paste und Tamarindenpaste einrühren.
3. Die Soße mit einem Stabmixer pürieren, bis sie eine leicht stückige Konsistenz hat.

Butternusskürbis-Pastasoße

Zubereitung:20 Minuten

Kochen:35 Minuten

Zugabe:5 Minuten

Gesamt:60 Minuten

Portionen:8

Zutaten

- 1 mittelgroßer Butternusskürbis - geschält, entkernt und in Würfel geschnitten
- 3 Tassen Wasser, aufgeteilt
- 1 Esslöffel Olivenöl
- 1 mittelgroße Zwiebel, gewürfelt
- 2 Knoblauchzehen, gehackt
- 1 Prise getrockneter Oregano, oder nach Geschmack
- 1 Messerspitze zerstoßener roter Pfeffer, oder nach Belieben
- Salz und gemahlener schwarzer Pfeffer nach Belieben
- ½ Tasse geriebener Parmesankäse

Zubereitung

1. Kombinieren Sie den Butternusskürbis und 2 Tassen Wasser in einem multifunktionalen Schnellkochtopf. Schließen und verriegeln Sie den Deckel. Wählen Sie gemäß den Anweisungen des Herstellers die höchste Druckstufe und stellen Sie den Timer auf 5 Minuten ein. Warten Sie 10 bis 15 Minuten, bis sich der Druck aufgebaut hat.
2. Während der Kürbis gart, Öl in einem mittelgroßen Topf bei mittlerer Hitze erhitzen; Zwiebel und Knoblauch einrühren. Etwa 5 Minuten sautieren, bis die Zwiebel weich und glasig geworden ist. Oregano, zerstoßenen roten Pfeffer, Salz und Pfeffer unterrühren und die Pfanne beiseite stellen.
3. Lassen Sie den Druck im Schnellkochtopf nach den Anweisungen des Herstellers vorsichtig ab (ca. 5 Minuten). Entriegeln Sie den Deckel und nehmen Sie ihn ab.
4. Den Kürbis mit der Zwiebel-Knoblauch-Mischung in die Pfanne geben. Die restliche 1 Tasse Wasser hinzufügen und pürieren, bis eine glatte Flüssigkeit entsteht.
5. Zum Köcheln bringen und zugedeckt kochen, bis die Soße eingedickt ist, 15 bis 20 Minuten. Parmesankäse hinzufügen und die Gewürze anpassen.

Gurken-Tomatensoße

Zubereitung:25 Minuten

Kochen:20 Minuten

Gesamt:45 Minuten

Portionen:6

Zutaten

- ¼ Tasse Olivenöl
- 2 Knoblauchzehen, gehackt
- 2 Teelöffel getrocknetes Basilikum
- 1 Tasse gehackte Rama-Tomaten (Pflaumen)
- 1 Teelöffel Zwiebelpulver
- 1 Teelöffel Knoblauchpulver
- ½ Teelöffel rote Paprikaflocken
- ½ Teelöffel schwarzer Pfeffer
- 4 ½ Teelöffel weißer Zucker
- ¼ Teelöffel Salz
- ½ Tasse gehackte rote Paprika
- 2 Tassen gewürfelte Gurke

Zubereitung

1. Olivenöl in einem Topf auf mittlerer Stufe erhitzen. Den Knoblauch einrühren und ein paar Minuten braten, bis er duftet. Dann das getrocknete Basilikum einrühren und ein paar Sekunden weiterbraten. Die Tomaten, das Zwiebelpulver, das Knoblauchpulver, die roten Paprikaflocken, den schwarzen Pfeffer, den Zucker und das Salz hinzufügen. Zum Köcheln bringen und dann die rote Paprika und die Gurke einrühren. Weiter köcheln lassen und gelegentlich umrühren, bis die Mischung zu einer soßenähnlichen Konsistenz eingekocht ist (10 bis 15 Minuten).

Gochujang-Soße

Zubereitung:10 Minuten

Gesamt:10 Minuten

Portionen:4

Zutaten

- 2 Esslöffel Gochujang (koreanische Chilipaste)
- 2 Esslöffel schräg geschnittene grüne Zwiebeln
- 1 Esslöffel Sojasauce
- 1 Esslöffel Reisessig
- 2 Knoblauchzehen, gehackt
- 2 Teelöffel geröstete Sesamsamen
- 2 Teelöffel weißer Zucker
- 2 Teelöffel geriebener Ingwer
- 1 Teelöffel Sesamöl

Zubereitung

1. Gochujang, Frühlingszwiebeln, Sojasauce, Reisessig, Knoblauch, Sesamsamen, Zucker, Ingwer und Sesamöl in einer Schüssel verquirlen, bis eine glatte Masse entsteht.

Glutenfreie Alfredo-Soße

Zubereitung:5 Minuten

Kochen:10 Minuten

Gesamt:15 Minuten

Portionen:2

Zutaten

- 3 Esslöffel Butter
- ½ Becher schwere Sahne

- 1 ½ Tassen frisch geriebener Parmesankäse
- ¼ Teelöffel Knoblauchpulver
- 2 Prisen frisch geriebene Muskatnuss, oder nach Geschmack
- frisch gemahlener schwarzer Pfeffer nach Belieben
- 1 Teelöffel gehackte frische Petersilie, oder nach Belieben

Zubereitung

1. Butter in einem schweren Topf bei mittlerer Hitze schmelzen. Langsam die Sahne hinzufügen und rühren, bis sie gut vermischt ist, etwa 3 Minuten. Parmesankäse hinzufügen; kochen und rühren, bis er gut eingearbeitet ist, ca. 3 Minuten. Knoblauchpulver, Muskatnuss und schwarzen Pfeffer einrühren und 2 Minuten lang kochen lassen. Mit frischer Petersilie bestreut servieren.

Lammkarree mit Erdbeer-Minz-Sauce

Zubereitung:20 Minuten

Garen:40 Minuten

Insgesamt:60 Minuten

Portionen:4

Zutaten

Sauce

- 2 Tassen frische Erdbeeren, geschält und halbiert
- 1 Zitrone, geschält und entsaftet
- 1 Zitrone, entsaftet
- ¼ Tasse Wasser
- 2 Esslöffel Honig
- Salz und Cayennepfeffer zum Abschmecken
- ¼ Tasse frisch geschnittene Minzblätter

Lamm

- 1 Lammkarree (8 Knochen), vollständig zurechtgeschnitten

- koscheres Salz zum Abschmecken
- frisch gemahlener schwarzer Pfeffer nach Belieben
- Cayennepfeffer nach Belieben
- 2 Esslöffel Dijon-Senf
- 1 Esslöffel fein gehackte grüne Zwiebeln
- ¼ Tasse feines, normales Paniermehl
- 2 Esslöffel geschmolzene Butter
- ¼ Teelöffel Salz

Zubereitung

1. Die halbierten Erdbeeren, die Schale einer Zitrone, den Saft von 2 Zitronen, das Wasser, den Honig, das Salz und den Cayennepfeffer in einen Topf geben und bei mittlerer bis hoher Hitze zum Köcheln bringen. Wenn die Erdbeeren beginnen, ihre Flüssigkeit abzugeben, weich zu werden und zu zerfallen, die Hitze auf mittlere bis niedrige Stufe reduzieren und unter gelegentlichem Rühren weiterkochen, bis die Früchte sehr weich sind, etwa 10 Minuten. Vom Herd nehmen. Die Mischung durch ein feinmaschiges Sieb streichen.
2. Den Ofen auf 475 Grad F (245 Grad C) vorheizen. Eine flache Backform mit Alufolie auslegen und die Enden nach oben und über die Seiten der Form führen.
3. Das Lammkarree auf beiden Seiten großzügig mit koscherem Salz, frisch gemahlenem schwarzen Pfeffer und Cayennepfeffer würzen. Legen Sie das Lamm in die vorbereitete Pfanne. Braten Sie das Lammkarree im heißen Ofen etwa 10 Minuten an. Die Pfanne aus dem Ofen nehmen. Die Ofentemperatur auf 375 Grad F (190 Grad C) reduzieren.
4. Den Backofen auf 190 Grad vorheizen.
5. Senf und Zwiebeln in einer kleinen Schüssel mischen. Die geschmolzene Butter zu den Brotkrümeln in einer separaten Schüssel geben und umrühren, bis die Mischung wie nasser Sand aussieht. Mit Salz abschmecken.
6. Die Oberseite des Lamms großzügig mit der Senfmischung bestreichen. Die Bröselmischung auf die Senfmischung streuen und andrücken, so dass eine Kruste entsteht.
7. Braten Sie das Rack, bis es eine Innentemperatur von 125 Grad F (50 Grad C) erreicht, etwa 15 Minuten. Den Braten 10 Minuten ruhen lassen, bevor er zwischen den Rippen in vier 2-Rippen-Portionen oder zwei 4-Rippen-Portionen geschnitten wird.
8. Kurz vor dem Servieren dünn geschnittene Minze unter die Erdbeersauce mischen. Einen kleinen Teil der Sauce auf die Servierteller löffeln. Die Rippchen zum Servieren auf die Sauce legen.

Chef Johns Romesco-Sauce

Zubereitung:15 Minuten

Kochen:15 Minuten

Zusätzlich:8 Stunden

Gesamt:8 Stunden 30 Minuten

Portionen:24

Zutaten

- 3 große rote Paprikaschoten
- ½ Tasse Olivenöl
- 8 Knoblauchzehen
- 1 Tasse gewürfeltes altbackenes Brot
- ¾ Tasse geröstete Mandeln
- ¼ Tasse Sherry-Essig
- 1 Esslöffel geräucherter spanischer Paprika
- 1 Teelöffel Cayennepfeffer (optional)
- 1 Teelöffel koscheres Salz, oder mehr nach Geschmack

Zubereitung

1. Einen Gasherd einschalten und die Paprikaschoten über der offenen Flamme rösten, bis sie weich und geschwärzt sind, etwa 5 Minuten pro Seite. Die Paprikaschoten sollten Dampf absondern, wenn sie gedrückt werden. Die Paprikaschoten in eine Schüssel geben, abdecken und auf Zimmertemperatur abkühlen lassen.
2. Öl und Knoblauch in einer Pfanne vermengen. Die Hitze auf mittlere Stufe stellen und unter ständigem Rühren kochen, bis der Knoblauch gerade anfängt, goldbraun zu werden, etwa 3 Minuten. Den Knoblauch mit einem Schaumlöffel in eine Auflaufform geben, wobei das gesamte Öl in der Pfanne verbleibt.
3. Toasten Sie das Brot in dem Öl, bis es goldbraun ist, 2 bis 3 Minuten.
4. Die Paprikaschoten unter fließendem Wasser schälen. Schneiden Sie die Paprika auf und entfernen Sie die Kerne. In Würfel schneiden und in eine Küchenmaschine geben. Knoblauch, Brotwürfel mit Öl, Mandeln, Essig, Paprika, Cayennepfeffer und Salz hinzugeben. So lange mixen, bis die Soße gut vermischt ist und die gewünschte Konsistenz erreicht hat.

5. Die Sauce in eine Schüssel umfüllen. Mit Frischhaltefolie abdecken und 8 Stunden bis über Nacht in den Kühlschrank stellen, um die Aromen zu intensivieren.

Chimichurri-Soße

Zubereitung:10 Minuten

Gesamt:10 Minuten

Portionen:12

Zutaten

- 1 Tasse frische Petersilie
- ¾ Tasse natives Olivenöl extra
- 3 Esslöffel Rotweinessig
- 2 Esslöffel getrockneter Oregano
- 2 Teelöffel gemahlener Kreuzkümmel
- 1 Teelöffel Salz
- ½ Esslöffel gehackter Knoblauch
- ½ Esslöffel Pfeffersauce

Zubereitung

1. Petersilie, Olivenöl, Rotweinessig, Oregano, Kreuzkümmel, Salz, Knoblauch und scharfe Pfeffersauce in den Behälter eines Mixers oder einer Küchenmaschine geben. Etwa 10 Sekunden lang auf mittlerer Stufe pürieren, bis die Zutaten gleichmäßig vermischt sind.

Kürbisauflauf mit knusprigem Pekannussbelag

Zubereitung:20 Minuten

Kochen:1 Stunde 30 Minuten

Gesamt:1 Stunde 50 Minuten

Portionen:8

Zutaten

- 3 Eichelkürbisse, halbiert und entkernt
- 5 Esslöffel Butter, erweicht
- ½ Tasse brauner Zucker
- ½ Tasse Allzweckmehl
- ½ Tasse gehackte Pekannüsse
- 2 Eier
- ½ Tasse weißer Zucker
- ¼ Tasse Halb-und-Halb
- 1 Teelöffel Vanilleextrakt
- ½ Teelöffel Salz

Zubereitung

1. Den Ofen auf 400 Grad F (200 Grad C) vorheizen.
2. Den Kürbis mit der Schnittfläche nach oben auf einem Backblech im vorgeheizten Backofen rösten, bis das Fruchtfleisch weich ist, etwa 50 Minuten. Den Kürbis aus dem Ofen nehmen und abkühlen lassen, dann das Fruchtfleisch in eine Rührschüssel oder die Schüssel einer Küchenmaschine geben.
3. In der Zwischenzeit den Belag zubereiten. Dazu 2 1/2 Esslöffel Butter in einer Schüssel mit dem braunen Zucker und dem Mehl verrühren, bis er krümelig ist. Die Pekannüsse unterrühren. Bis zur Verwendung beiseite stellen.
4. Die Ofentemperatur auf 350 Grad F (175 Grad C) senken. Eine Auflaufform von 11x7 Zoll leicht einfetten.
5. Den Kürbis schlagen oder verarbeiten, bis er glatt ist. Fügen Sie die Eier, den weißen Zucker, die Hälfte und die Hälfte, die Vanille, das Salz und 2 1/2 Esslöffel Butter hinzu

und verarbeiten Sie sie, bis sie gut vermischt sind. Die Masse in die vorbereitete Auflaufform geben. Die braune Zuckermischung über den Kürbis streuen.
6. Den Kürbis im vorgeheizten Ofen backen, bis der Belag leicht gebräunt ist, etwa 40 Minuten.

Cremiger und knuspriger Thunfischsalat Supreme

Zubereitung:10 Minuten

Gesamt:10 Minuten

Portionen:4

Zutaten

- 2 Esslöffel Mayonnaise
- 2 Unzen Frischkäse, erweicht, oder nach Bedarf
- 2 (5 Unzen) Dosen festen weißen Thunfisch, in Wasser verpackt, abgetropft und in Flocken geschnitten
- ½ Karotte, fein gewürfelt
- ¼ Tasse gewürfelte rote Paprika
- frisch gemahlener schwarzer Pfeffer zum Abschmecken

Zubereitung

1. Mayonnaise und Frischkäse in einer Schüssel glatt rühren. Thunfisch, Karotte und rote Paprika hinzufügen; mit Pfeffer würzen.

Knackiger Kopfsalat

Zubereitung:15 Minuten

Kochen:15 Minuten

Zusätzlich:1 Stunde

Insgesamt:1 Stunde 30 Minuten

Portionen:4

Zutaten

- 6 Scheiben Speck
- 1 Kopf Eisbergsalat - abgespült, abgetrocknet und zerkleinert
- ⅓ Tasse geröstete und in Scheiben geschnittene Mandeln
- ¼ Tasse Sesamsamen, geröstet
- 4 grüne Zwiebeln, gehackt
- ¾ Tasse Chow Mein Nudeln
- ½ Tasse Pflanzenöl
- ¼ Tasse Weißzucker
- 2 Esslöffel Weißweinessig
- 1 Teelöffel Salz
- ¼ Teelöffel gemahlener schwarzer Pfeffer

Zubereitung

1. Speck in eine große, tiefe Pfanne geben. Bei mittlerer Hitze anbraten, bis er gleichmäßig braun ist. Abtropfen lassen, zerbröseln und beiseite stellen.
2. In einer Salatschüssel den Speck, den Salat, die Mandeln, den Sesam, die Frühlingszwiebeln und die Chow-Mien-Nudeln mischen, durchschwenken und kalt stellen.
3. Öl, Zucker, Essig, Salz und Pfeffer in einem Glas mit dicht schließendem Deckel vermengen. Gut schütteln und 1 Stunde lang kühl stellen.
4. Vor dem Servieren das Dressing schütteln und über den Salat gießen; schwenken und servieren.

Knuspriges Beerenparfait

Zubereitung:5 Minuten

Insgesamt:5 Minuten

Portionen:1

Zutaten

- 1 Becher fettarmer Vanillejoghurt
- 6 Erdbeeren, geschält und in Scheiben geschnitten
- ½ Tasse frische Heidelbeeren
- ½ Tasse Müsli mit Vanillegeschmack und Mandeln

Zubereitung

1. 1/4 Tasse Joghurt in den Boden einer Schüssel schichten. Jeweils etwa die Hälfte der in Scheiben geschnittenen Erdbeeren, Blaubeeren und des Müslis darüber geben und die Schichtung wiederholen.

Knuspriges Granola-Frühstücksmüsli

Zubereitung:15 Minuten

Kochen:1 Stunde 20 Minuten

Gesamt:1 Stunde 35 Minuten

Portionen:25

Zutaten

- 6 Tassen Haferflocken
- 1 Tasse frisch gemahlener Leinsamenschrot
- 1 Tasse geschroteter Hafer
- 1 Tasse Haferkleie

- ½ Tasse Weizenkeime
- 1 Tasse gehackte Pekannüsse
- ¾ Tasse Agavennektar
- ½ Tasse Kürbis in Dosen
- ½ Tasse brauner Zucker
- ½ Tasse Wasser
- 2 Esslöffel Rapsöl
- 2 Esslöffel Vanilleextrakt
- 2 Teelöffel Kürbiskuchengewürz
- 1 Teelöffel Meersalz
- 1 Tasse fein gehackte Datteln
- 1 Tasse Miniatur-Schokoladenstückchen

Zubereitung

1. Den Ofen auf 275 Grad F (135 Grad C) vorheizen. Backbleche mit Pergamentpapier auslegen.
2. Haferflocken, Leinsamenmehl, Stahlhaferflocken, Haferkleie, Weizenkeime und Pekannüsse in einer großen Schüssel mischen. Agavendicksaft, Kürbis, braunen Zucker, Wasser, Rapsöl, Vanilleextrakt, Kürbiskuchengewürz und Meersalz in einer separaten Schüssel verrühren, bis sich brauner Zucker und Salz aufgelöst haben. Die flüssigen Zutaten über die Haferflockenmischung gießen und umrühren, um sie zu überziehen. Die Mischung auf die vorbereiteten Backbleche verteilen.
3. Im vorgeheizten Backofen 1 Stunde lang backen, dabei alle 20 Minuten umrühren. Datteln unter das Müsli rühren und weiterbacken, bis das Müsli leicht goldbraun ist, weitere 20 bis 30 Minuten, dabei einmal umrühren. Vollständig abkühlen lassen und Mini-Schokoladenstückchen unter das Müsli mischen. In einem luftdichten Behälter aufbewahren.

Julies knuspriger Kartoffelsalat

Zubereitung:30 Minuten

Kochen:20 Minuten

Nachschlag:30 Minuten

Insgesamt:80 Minuten

Portionen:12

Zutaten

- 12 große rote Kartoffeln, geschält und in 1/4-Zoll-Scheiben geschnitten
- 1 Bund Staudensellerie, fein gehackt
- 1 Bund grüne Zwiebeln, in dünne Scheiben geschnitten
- 3 Möhren, geschält und gewürfelt
- 2 grüne Paprikaschoten, entkernt und gewürfelt
- 1 (3,25 Unzen) Dose geschnittene schwarze Oliven
- 6 hartgekochte Eier, geschält und püriert
- 2 ½ Tassen Mayonnaise
- 3 Esslöffel Dijon-Senf
- ¼ Tasse gehackte Essiggurken
- 1 Prise Salatgewürzmischung (z. B. McCormick Salad Supreme Seasoning), oder nach Geschmack
- 1 Prise Dillgewürzmischung, oder nach Geschmack
- Salz und gemahlener schwarzer Pfeffer nach Belieben
- 2 Esslöffel Gurkensaft, oder nach Geschmack

Zubereitung

1. Kartoffeln in einen großen Topf geben und mit Salzwasser bedecken; zum Kochen bringen. Die Hitze auf mittlere bis niedrige Stufe reduzieren und etwa 20 Minuten köcheln lassen, bis sie weich sind. Abgießen, abkühlen lassen und die Kartoffeln in mundgerechte Stücke schneiden.
2. Sellerie, Frühlingszwiebeln, Karotten, Paprika und Oliven in einer großen Schüssel mischen. In einer anderen Schüssel Eierpüree, Mayonnaise, Senf, Essiggurken, Salatgewürzmischung und Dillgewürz verrühren und mit Salz und Pfeffer abschmecken. Eimischung und Kartoffeln unter die Gemüsemischung rühren. Den Saft der Essiggurken hinzufügen und cremig rühren.

Knusprige Süßkartoffel-Pfannkuchen

Zubereitung:15 Minuten

Kochen:12 Minuten

Gesamt:27 Minuten

Portionen:8

Zutaten

- 1 ⅓ Tasse Bruce's Yams Cut Süßkartoffeln in Sirup, abgetropft
- 2 große Eier, gut verquirlt
- 1 Esslöffel gehackte frische Petersilie
- ¼ Tasse Mehl
- ½ Teelöffel Salz
- ½ Teelöffel Pfeffer
- ½ weiße Zwiebel, gerieben
- 3 rostige Kartoffeln, geschält, geraspelt
- Erdnussöl, zum Braten
- Saure Sahne aus der Molkerei, zum Servieren
- Apfelmus, zum Servieren

Zubereitung

1. In einer großen Schüssel (mit einem Handrührgerät) die Bruce's Yams Cut Süßkartoffeln cremig aufschlagen.
2. Eier, Petersilie, Mehl, Salz, Pfeffer und Zwiebel hinzufügen und gut verrühren.
3. Drücken Sie die überschüssige Feuchtigkeit aus den geriebenen Russet-Kartoffeln heraus und geben Sie sie zur Süßkartoffelmischung. Rühren Sie die Zutaten gut durch, um sie zu vermischen.
4. Erhitzen Sie das Erdnussöl in einer elektrischen Pfanne (oder in einer schweren Pfanne bei mittlerer Hitze) auf 375 Grad.
5. Jeweils 1/3 Tasse der Kartoffelmischung hineingeben und mit der Rückseite eines Holzlöffels flachdrücken. Braten, bis sie auf beiden Seiten knusprig und goldbraun sind, etwa 3 Minuten pro Seite.
6. Mit saurer Sahne und Apfelmus auf der Seite servieren.

Knusprige Pekannuss-Toffee-Kekse

Zubereitung:15 Minuten

Backen:10 Minuten

Verlängerung:30 Minuten

Gesamt:55 Minuten

Portionen:40

Zutaten

- 2 Tassen Allzweckmehl
- 1 Teelöffel Backpulver
- ¼ Teelöffel Salz
- 1 Tasse ungesalzene Butter, bei Raumtemperatur
- 1 Tasse brauner Zucker, fest verpackt
- 2 große Eiweiß
- 1 Teelöffel Vanilleextrakt
- ¾ Tasse grob gehackte Pekannüsse
- ¾ Tasse mit Schokolade überzogene Toffee-Stücke oder nach Geschmack

Zubereitung

1. Mehl, Backpulver und Salz in einer mittelgroßen Schüssel mit einem Schneebesen gut vermengen.
2. Butter und braunen Zucker in eine große Schüssel geben und mit einem elektrischen Mixer etwa 3 Minuten lang aufschlagen, bis die Masse leicht und schaumig ist. Eiweiß und Vanilleextrakt hinzufügen und 1 Minute weiterschlagen. Nach und nach die Mehlmischung in die Schüssel geben und verrühren, bis alles gut vermischt ist. Pekannüsse und Toffee-Stücke unterheben, bis alle Zutaten gut eingearbeitet sind.
3. Die Schüssel in den Kühlschrank stellen und mindestens 30 Minuten lang abkühlen lassen.
4. Heizen Sie den Backofen auf 190 Grad Celsius vor. 2 große Backbleche mit Pergamentpapier auslegen und beiseite stellen.
5. Den Teig mit einem Löffel oder einer Keksschaufel zu esslöffelgroßen Kugeln formen. Legen Sie die Teigkugeln mit einem Abstand von etwa 5 cm auf das vorbereitete Backblech und drücken Sie sie mit der Handfläche leicht flach.
6. Im vorgeheizten Backofen backen, bis die Ränder fest und leicht gebräunt sind (10 bis 12 Minuten). Lassen Sie die Kekse 1 Minute lang auf dem Backblech abkühlen, und geben Sie sie dann zum vollständigen Abkühlen auf ein Drahtgitter.

Knusprige Pekannuss-Kekse

Zubereitung:20 Minuten

Backen:20 Minuten

Zusätzlich:5 Minuten

Insgesamt:45 Minuten

Portionen:48

Zutaten

- 1 Tasse ungesalzene Butter, erweicht
- 1 Tasse brauner Zucker
- 1 Tasse weißer Zucker
- 2 große Eier
- 2 Teelöffel Vanilleextrakt
- 1 Teelöffel Pekannussöl, wahlweise
- 2 Tassen Allzweckmehl
- 1 Teelöffel Backpulver
- ⅛ Teelöffel Salz
- 1 Tasse fein gehackte Pekannüsse

Zubereitung

1. Heizen Sie den Backofen auf 175 Grad Celsius vor. Ein Backblech mit Pergamentpapier auslegen.
2. Butter, braunen Zucker und Zucker in eine Schüssel geben und mit einem elektrischen Mixer etwa 5 Minuten lang schaumig schlagen. Die Eier einzeln hinzufügen und nach jeder Zugabe gut verrühren. Vanilleextrakt und Pekannussöl zugeben und gut verrühren.
3. Mehl, Backpulver und Salz in einer separaten Schüssel mischen. Die Mehlmischung in 3 Portionen in die Schüssel geben. Die Pekannüsse unterrühren. Mit einem kleinen Keksportionierer Portionen des Teigs in einem Abstand von 5 cm auf das vorbereitete Backblech fallen lassen. Diese Kekse lassen sich gut verteilen.
4. Im vorgeheizten Ofen 15 Minuten lang backen. Erhöhen Sie die Hitze auf 375 Grad F (190 Grad C) und backen Sie die Kekse, bis die Ränder goldgelb werden, etwa 5 Minuten länger. Lassen Sie die Kekse 5 Minuten lang auf dem Backblech abkühlen, bevor Sie sie zum vollständigen Abkühlen auf ein Gestell legen.

Knusprige Ranch-Hühnchentender

Zubereitung:15 Minuten

Zusätzlich:15 Minuten

Insgesamt:30 Minuten

Portionen:6

Zutaten

- ⅔ Tasse Maisflocken-Getreidekrümel
- ½ Tasse Allzweckmehl
- 2 Land O'Lakes Eier, leicht verquirlt
- 1 (1 Unze) Päckchen Trocken-Dressing-Mischung mit Ranch-Aroma
- 1 Pfund knochenlose Hähnchenteile ohne Haut
- 3 Quadrate Land O'Lakes Knoblauch & Kräuter Sautexpress
- Ranch-Dressing

Zubereitung

1. Maisflockenbrösel, Mehl und Eier jeweils in eine flache Schüssel geben. Ranch-Dressing-Mischung zum Mehl geben; umrühren, bis es sich verbindet.
2. Jedes Hähnchenstück mit der Mehlmischung bestreichen und den Überschuss abschütteln. In das geschlagene Ei tauchen. In die Maisflockenbrösel drücken.
3. Saute Express Quadrate in einer 12-Zoll-Pfanne mit Antihaftbeschichtung bei mittlerer Hitze schmelzen, bis sich Blasen bilden.
4. Beschichtete Hähnchenteile in die Pfanne legen. Unter gelegentlichem Wenden 10-12 Minuten braten oder bis das Hähnchen nicht mehr rosa ist.
5. Mit Ranch-Dressing servieren.

Knusprige Dattelrunden

Portionen:12

Zutaten

- 2 ½ Tassen Allzweckmehl
- 1 Teelöffel Backpulver
- 1 Tasse Butter
- ½ Tasse verpackter brauner Zucker
- 2 Teelöffel Vanilleextrakt
- 1 Tasse weißer Zucker
- 2 Eier
- 1 Tasse Datteln, entsteint und zerkleinert
- 1 Tasse gezuckerte Cornflakes-Getreideflocken

Zubereitung

1. Den Ofen auf 175 Grad Celsius vorheizen.
2. Mehl und Backpulver in einer kleinen Rührschüssel mischen.
3. Butter, braunen Zucker, Vanille und weißen Zucker schaumig rühren. Die Eier unterrühren. Gut verrühren. Langsam die Mehlmischung einrühren. Die Datteln unterheben. Den Teig teelöffelweise in die gemahlenen Cornflakes geben, bis er bedeckt ist.
4. Auf ungefetteten Backblechen 10 bis 15 Minuten backen.

Knackiger Römischer Salat

Zubereitung:20 Minuten

Kochen:5 Minuten

Zugabe:5 Minuten

Gesamt:30 Minuten

Portionen:10

Zutaten

- 1 Tasse weißer Zucker
- ¾ Tasse Rapsöl
- ½ Tasse Rotweinessig
- 1 Esslöffel Sojasauce
- Salz und gemahlener schwarzer Pfeffer, zum Abschmecken
- 1 (3 Unzen) Packung Ramen-Nudeln
- ¼ Tasse ungesalzene Butter
- 1 Tasse gehackte Pekannüsse
- 1 Bund Brokkoli, grob zerkleinert
- 1 Kopf Römersalat, in mundgerechte Stücke gerissen
- 4 grüne Zwiebeln, gehackt

Zubereitung

1. Zucker, Öl, Essig, Sojasauce, Salz und Pfeffer in einem Glas mit dicht schließendem Deckel vermengen; schütteln, bis alles gut vermischt ist. Ramen-Nudeln in kleine Stücke brechen und das Aromapäckchen wegwerfen.
2. Butter in einer Pfanne bei mittlerer Hitze schmelzen; Nudeln und Pekannüsse unter Rühren etwa 5 Minuten lang anbraten. Auf Küchenkrepp abtropfen und abkühlen lassen.
3. Nudeln, Pekannüsse, Brokkoli, Römersalat und Frühlingszwiebeln in einer Schüssel vermengen und vorsichtig durchschwenken. Mindestens 1 Tasse des Dressings darüber geben und gut durchschwenken.

Kombinationsrezepte (unterteilt in Mittagessen, Abendessen und Frühstück)

Hausgemachte Lunch-Kombination

Zubereitung:10 Minuten

Gesamt:10 Minuten

Portionen:1

Zutaten

- 6 Weizenkräcker
- 3 Scheiben natriumreduzierter Truthahn
- 2 Scheiben fettarmer Cheddar-Käse, geviertelt
- 1 Blatt Römersalat, in große Stücke gerissen (optional)
- 1 Römertomate, in Scheiben geschnitten (wahlweise)

Zubereitung

1. Cracker in einen kleinen, wiederverschließbaren Plastikbeutel geben. Truthahn und Cheddarkäse in einen separaten, wiederverschließbaren Plastikbeutel geben. Salat und Tomate in einen dritten wiederverschließbaren Plastikbeutel geben.
2. Truthahn, Cheddar-Käse, Salat und Tomate auf Weizencrackern stapeln und servieren.

Frühstück zum Abendessen

Zubereitung:10 Minuten

Kochen:35 Minuten

Gesamt:45 Minuten

Portionen:1

Zutaten

- 1 Tasse Wasser
- ½ Tasse Reis
- 2 Scheiben Speck
- 1 Teelöffel Öl, oder nach Bedarf
- 2 Eier, verquirlt
- Salz und gemahlener schwarzer Pfeffer nach Geschmack
- 1 Prise Zimtzucker, oder nach Belieben

Zubereitung

1. Wasser und Reis in einem Kochtopf zum Kochen bringen. Die Hitze auf mittlere bis niedrige Stufe reduzieren und zugedeckt 20 bis 25 Minuten köcheln lassen, bis der Reis weich ist und die Flüssigkeit aufgesogen wurde.
2. Den Speck in einer großen Pfanne bei mittlerer Hitze unter gelegentlichem Wenden braten, bis er gleichmäßig gebräunt ist, etwa 10 Minuten. Die Speckscheiben auf Papiertüchern abtropfen lassen. Den Speck in kleine Stücke zerbröseln.
3. Öl in einer Pfanne bei mittlerer Hitze erhitzen; Eier unter Rühren braten, bis sie stocken, etwa 5 Minuten. Rührei mit Salz und Pfeffer würzen.
4. Reis, Eier und Speck in eine Schüssel schichten und großzügig mit Zimtzucker bestreuen.

Frühstück zum Abendessen Auflauf

Zubereitung:15 Minuten

Kochen:40 Minuten

Gesamt:55 Minuten

Portionen:6

Zutaten

- 1 Pfund gemahlene Truthahn-Frühstückswurst
- 1 (8 Unzen) Dose gekühlter fettreduzierter Brötchenteig
- 5 Eier, leicht verquirlt
- 1 Tasse geschredderter Cheddar-Käse
- 1 Tasse geschredderter Mozzarella-Käse
- ⅔ Tasse Milch
- ⅔ rote Paprika, gehackt
- ½ Tasse gehackter frischer Spinat
- 1 Frühlingszwiebel, gehackt
- 1 Esslöffel gehackte Petersilie
- Salz und gemahlener schwarzer Pfeffer zum Abschmecken

Zubereitung

1. Den Ofen auf 400 Grad F (200 Grad C) vorheizen. Eine 9x13-Zoll-Backform leicht einfetten.
2. Eine große Pfanne auf mittlerer bis hoher Stufe erhitzen. Den Truthahn in der heißen Pfanne braten und umrühren, bis er gebräunt und krümelig ist, 5 bis 7 Minuten; das Fett abgießen und wegwerfen.
3. Rollen Sie den Teig aus und verteilen Sie ihn gleichmäßig auf dem Boden der vorbereiteten Auflaufform.
4. Im vorgeheizten Backofen 10 Minuten lang backen.
5. Wurst und Eier in einer Schüssel vermengen. Cheddar-Käse, Mozzarella-Käse, Milch, rote Paprika, Spinat, Frühlingszwiebeln, Petersilie, Salz und Pfeffer hinzugeben und nach jeder Zugabe gut umrühren. Die Eimischung über die gebackenen Brötchen gießen.
6. Im Backofen backen, bis die Eier fest sind, 25 bis 30 Minuten.

Leckere Haferflockenkekse mit Schokoladensplittern

Zubereitung:20 Minuten

Backen:13 Minuten

Gesamt:33 Minuten

Portionen:24

Zutaten

- 2 Tassen Butter
- 2 Eier
- 1 Teelöffel Vanilleextrakt
- 2 Tassen brauner Zucker
- 1 Tasse Puderzucker
- 3 Tassen Allzweckmehl
- 1 Teelöffel Backpulver
- ½ Teelöffel Salz
- 1 Esslöffel gemahlener Zimt
- 3 Tassen Haferflocken
- 1 Tasse halbsüße Schokoladenstückchen

Zubereitung

1. Den Backofen auf 350 Grad F (175 Grad C) vorheizen. Backbleche einfetten.
2. In einer großen Schüssel Butter, Eier und Vanille gut verrühren. Den braunen Zucker und den Puderzucker unterrühren. Mehl, Backpulver, Salz und Zimt vermischen und unter die Zuckermischung rühren. Zum Schluss die Haferflocken und die Schokoladenstückchen unterrühren. Den Teig zu walnussgroßen Kugeln formen. Legen Sie die Kekse mit einem Abstand von 5 cm auf die Backbleche.
3. Im vorgeheizten Backofen 8 bis 10 Minuten backen. Lassen Sie die Kekse 5 Minuten lang auf dem Backblech abkühlen, bevor Sie sie auf einem Gitterrost vollständig abkühlen lassen.

Zimt-Rosinen-Erdnussbutter-Sandwich

Zubereitung:10 Minuten

Gesamt:10 Minuten

Portionen:4

Zutaten

- ½ Tasse Erdnussbutter
- 2 Esslöffel Honig
- 1 Teelöffel gemahlener Zimt, oder nach Geschmack
- 4 Esslöffel Rosinen
- 8 Scheiben Vollkornbrot

Zubereitung

1. In einer kleinen Schüssel Erdnussbutter, Honig und Zimt vermischen.
2. Etwa 2 Esslöffel der Erdnussbutter auf eine Seite einer Brotscheibe streichen. Streuen Sie 1 Esslöffel Rosinen gleichmäßig über die Erdnussbutter und legen Sie eine Scheibe Brot auf die Rosinen, so dass ein Sandwich entsteht. Den Vorgang mit den restlichen Zutaten wiederholen.

Spinat-Karotten-Quiche

Zubereitung:20 Minuten

Kochen:30 Minuten

Gesamt:50 Minuten

Portionen:16

Zutaten

- 1 Esslöffel Pflanzenöl
- 1 Zwiebel, gewürfelt
- 2 Knoblauchzehen, gehackt
- 2 (10 Unzen) Packungen tiefgekühlter gehackter Spinat, aufgetaut
- ½ Tasse geschredderte Möhren
- 2 Tassen geschredderter Monterey Jack-Käse
- 6 Eier
- ½ Teelöffel zerstoßene rote Pfefferflocken
- ⅛ Teelöffel gemahlene Muskatnuss
- ½ Teelöffel Salz
- ½ Teelöffel Pfeffer
- 2 (9 Zoll) Kuchenkrusten

Zubereitung

1. Den Ofen auf 175 Grad Celsius vorheizen.
2. Das Öl in einer Pfanne bei mittlerer Hitze erhitzen und die Zwiebel darin weich dünsten. Den Knoblauch, den Spinat und die Karotten untermischen und kochen, bis die Flüssigkeit des Spinats verdampft ist. Die Pfanne vom Herd nehmen und den Käse und die Eier untermischen. Mit rotem Pfeffer, Muskatnuss, Salz und Pfeffer würzen. Jeweils die Hälfte der Masse in eine Kuchenform geben.
3. Im vorgeheizten Ofen 30 Minuten backen, bis ein Zahnstocher, der in die Mitte einer Quiche gesteckt wird, sauber herauskommt.

Schulmittagessen Bagel-Sandwich

Zubereitung:10 Minuten

Kochen:5 Minuten

Gesamt:15 Minuten

Portionen:1

Zutaten

- 1 Esslöffel Frischkäse mit Kräuter- und Knoblauchgeschmack
- 1 Mehrkornbagel, geteilt und getoastet
- 2 dünne Scheiben Cheddarkäse
- 2 Scheiben Dillgurke
- ¼ Tasse geraspelte Karotte
- 1 Blatt Kopfsalat

Zubereitung

1. Den Frischkäse auf den getoasteten Bagel streichen. Eine Bagelhälfte mit Cheddar-Käse, Gurkenscheiben, Karotte und Salat belegen, dann die andere Bagelhälfte darauf legen. Schneiden Sie das Sandwich in zwei Hälften und wickeln Sie es in Frischhaltefolie oder Alufolie ein. Legen Sie das Sandwich in eine Brottasche mit einem Eisbeutel.

Lunch Wrap mit übrig gebliebenem Lachs

Zubereitung:15 Minuten

Kochen:11 Minuten

Gesamt:26 Minuten

Portionen:2

Zutaten

- 1 (15 Unzen) Dose schwarze Bohnen, abgetropft
- 1 (3 Unzen) gekochtes Lachsfilet
- 2 (6 Zoll) Mehltortillas
- 1 rote Paprika, in dünne Scheiben geschnitten
- 1 grüne Paprika, in dünne Scheiben geschnitten
- 1 kleine Avocado, halbiert und in Scheiben geschnitten

Zubereitung

1. Schwarze Bohnen in einem kleinen Topf bei mittlerer Hitze erhitzen, bis sie durchgewärmt sind, etwa 5 Minuten.
2. Den Lachs in einer zugedeckten Pfanne bei mittlerer Hitze 3 bis 5 Minuten pro Seite erwärmen. In kleinere Stücke schneiden.
3. Schwarze Bohnen und Lachs gleichmäßig auf die Tortillas verteilen. Mit roter Paprika, grüner Paprika und Avocadoscheiben belegen. Tortillas einwickeln.

Lunch Wraps zum Vorbereiten

Zubereitung:30 Minuten

Kochen:35 Minuten

Gesamt:65 Minuten

Portionen:16

Zutaten

- 2 Tassen ungekochter brauner Reis
- 4 Tassen Wasser
- 4 (15 Unzen) Dosen schwarze Bohnen
- 2 (15,5 Unzen) Dosen Pinto-Bohnen
- 1 (10 Unzen) Dose Vollkornmais
- 1 (10 Unzen) Dose gewürfelte Tomaten und grüne Chilis
- 16 (10 Zoll) Mehltortillas
- 1 Pfund geschredderter Pepperjack-Käse

Zubereitung

1. Reis und Wasser in einen Topf geben und zum Kochen bringen. Die Hitze auf niedrige Stufe reduzieren und den Reis zugedeckt 35 bis 40 Minuten köcheln lassen, bis er weich ist. Vom Herd nehmen und abkühlen lassen.
2. Schwarze Bohnen und Pinto-Bohnen in ein Sieb geben und abspülen. Mais und gewürfelte Tomaten mit grünen Chilis hinzugeben und durchmischen. In eine große Schüssel umfüllen und Reis und Käse untermischen.
3. Die Mischung gleichmäßig auf die Tortillas verteilen und aufrollen. Einzeln in Frischhaltefolie wickeln, in einen großen Gefrierbeutel geben und einfrieren. Bei Bedarf in der Mikrowelle als Mittagessen oder Snack wieder aufwärmen.

Schinken-Käse-Omelett-Auflauf

Portionen:4

Zutaten

- 8 Eier
- 1 Tasse Milch
- Salz und Pfeffer zum Abschmecken
- 2 Tassen gewürfelter Schinken
- 1 Tasse geriebener amerikanischer Käse

Zubereitung

1. Den Ofen auf 175 Grad Celsius vorheizen.
2. Die Eier in einer großen Schüssel aufschlagen und darauf achten, dass sie sehr gut vermischt sind und eine schaumige Oberfläche haben. Die Milch, Salz und Pfeffer hinzufügen. Gut verrühren. Den Schinken einrühren, dann die Käsestücke hinzufügen und gut verrühren. Die Mischung in eine gut gefettete 4-Quart-Auflaufform geben und im vorgeheizten Ofen 50 bis 60 Minuten backen, bis die Oberfläche leicht gebräunt ist.

Orangen-Lunchbox-Kekse

Portionen:6

Zutaten

- ¾ Tasse Butter
- 1 Tasse verpackter brauner Zucker
- 1 Ei
- 1 Esslöffel Orangenschale
- 1 Teelöffel Vanilleextrakt
- 2 Tassen gesiebtes Allzweckmehl
- 3 Teelöffel Backpulver
- ½ Teelöffel Salz
- ½ Tasse gehackte Walnüsse
- ¼ Tasse weißer Zucker

Zubereitung

1. Margarine oder Butter schaumig rühren, nach und nach braunen Zucker hinzufügen. Ungeschlagenes Ei, geriebene Orangenschale und Vanille hinzufügen. Gut verrühren.
2. Das mit Backpulver und Salz gesiebte Mehl hinzufügen. Gut mischen. Den Teig kühl stellen, bis er fest ist.
3. Den Ofen auf 350 Grad F (175 Grad C) vorheizen.
4. Kristallzucker und Nüsse mischen. Den Teig zu kleinen Kugeln in der Größe von Walnüssen rollen. Auf eine gefettete Plätzchenform legen und mit der Zucker-Nuss-Mischung bestreuen. 10 Minuten backen. Auf Gestellen abkühlen lassen. In einem fest verschlossenen Glas oder einer Dose aufbewahren.

Einfaches Gorgonzola-Tofu-Rührei

Zubereitung:10 Minuten

Kochen:10 Minuten

Gesamt:20 Minuten

Portionen:2

Zutaten

- 1 ½ Esslöffel Olivenöl
- ⅓ (12 Unzen) Packung extra-fester Tofu, in Würfel geschnitten
- ¼ Tasse gehackte rote Zwiebel
- 1 Knoblauchzehe, gehackt
- ⅔ Tasse in Scheiben geschnittene weiße Champignons
- 1 Tasse gepackter frischer Spinat
- 3 Esslöffel zerkrümelter Gorgonzola-Käse

Zubereitung

1. Olivenöl in einer Pfanne bei mittlerer Hitze erhitzen; Tofu, Zwiebel und Knoblauch anbraten und rühren, bis die Zwiebel glasig ist, 5 bis 10 Minuten. Pilze hinzugeben; kochen und rühren, bis die Pilze zart sind und der Tofu leicht gebräunt ist, 5 bis 10 Minuten.
2. Die Pfanne vom Herd nehmen. Spinat und Gorgonzola-Käse unter die Tofumischung mischen, bis der Spinat zu welken beginnt und der Käse durch die Hitze der Tofumischung schmilzt.

Catelli Bistro Grünkohl-Caesar-Nudelsalat

Zubereitung:15 Minuten

Kochen:10 Minuten

Gesamt:25 Minuten

Portionen:6

Zutaten

- 1 (375 g) Packung Catelli Bistro Tri-Colour Fusilli
- 6 Tassen dünn geschnittener Grünkohl
- 8 Scheiben Speck, gekocht und zerbröckelt
- ⅓ Tasse Mayonnaise
- 3 Esslöffel Zitronensaft
- 2 Esslöffel Olivenöl
- 1 Teelöffel Knoblauchpüree
- 1 Teelöffel Dijon-Senf
- 1 Teelöffel Anchovis-Paste
- ½ Teelöffel Salz
- ½ Teelöffel frisch gemahlener Pfeffer
- 2 Esslöffel fein geriebener Parmesankäse
- 1 Zitronenspalte

Zubereitung

1. Nudeln nach Packungsanweisung kochen. Abgießen und unter kaltem Wasser abspülen; in eine große Schüssel geben. Grünkohl und Speck hinzufügen und gut durchschwenken.
2. Mayonnaise, Zitronensaft, Olivenöl, Knoblauchpüree, Senf, Sardellenpaste, Salz und Pfeffer miteinander verquirlen. Über die Nudeln träufeln und gut durchschwenken. Mit Parmesan bestreuen. Mit Zitronenspalten servieren.

Mais-Tortilla-Quiche

Zubereitung:15 Minuten

Kochen:55 Minuten

Gesamt:70 Minuten

Portionen:6

Zutaten

- ¾ Pfund Schweinefleischwurst (lose)
- 5 (6 Zoll) Maistortillas
- 1 Tasse zerkleinerter Monterey Jack-Käse
- 1 Tasse zerkleinerter Cheddar-Käse
- ¼ Tasse gehackte grüne Chilis aus der Dose
- 6 Eier, verquirlt
- ½ Becher schwere Schlagsahne
- ½ Tasse Ricotta-Käse
- ½ Teelöffel Chilipulver
- ¼ Tasse gehackter frischer Koriander

Zubereitung

1. Den Ofen auf 350 Grad F (175 Grad C) vorheizen. Eine 9-Zoll-Kuchenform einfetten.
2. Eine große Pfanne bei mittlerer bis hoher Hitze erhitzen und die Würstchen einrühren. Kochen und rühren, bis die Wurst krümelig, gleichmäßig gebräunt und nicht mehr rosa ist, etwa 10 Minuten. Abtropfen lassen und das überschüssige Fett wegwerfen.
3. Vier Tortillas überlappend in die vorbereitete Kuchenplatte legen, so dass sie einen halben Zentimeter über den Rand hinausragen; die restliche Tortilla in die Mitte legen. Wurst, Monterey Jack-Käse, Cheddar-Käse und grüne Chilis über die Tortillas schichten. Eier, Schlagsahne, Ricotta-Käse und Chilipulver in einer Schüssel verrühren; die Eiermischung langsam in die Kuchenplatte gießen.
4. Im vorgeheizten Ofen backen, bis der Teig in der Mitte fest und aufgebläht ist, etwa 45 Minuten. Mit Koriander bestreuen und in Keile schneiden.

CPSIA information can be obtained
at www.ICGtesting.com
Printed in the USA
LVHW061945141221
706195LV00003B/109